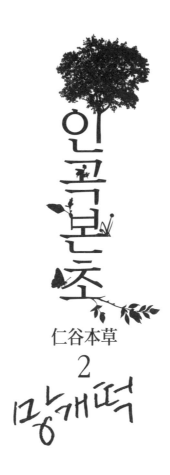

인곡본초

仁谷本草

2

망개떡

느티나무가 있는 풍경

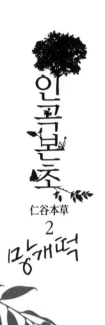

초판 1쇄 발행일 2024년 11월 30일

제 목 | 인곡본초2 망개떡
저 자 | 이상건
펴 낸 이 | 김희경
디 자 인 | 권민철
기획·편집 | 이규민

펴 낸 곳 | 느티나무가 있는 풍경
주 소 | 경기도 남양주시 가운로4길6-8 302호 (다산동)
대표전화 | 031-555-6405
팩 스 | 031-567-6405
출판등록 | 제 0023-000002호

ISBN 979-11-981489-4-0

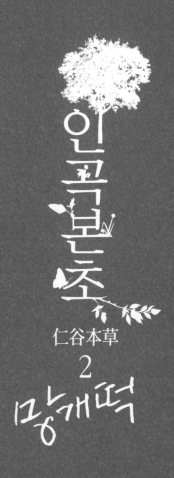

인곡본초

仁谷本草

2

망개떡

느티나무가 있는 풍경

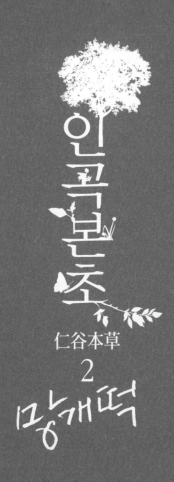

仁谷本草

2

망개떡

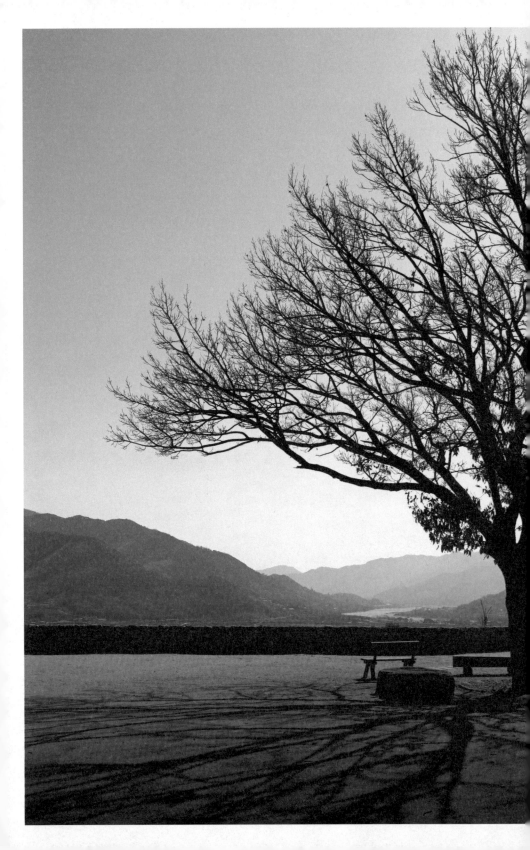

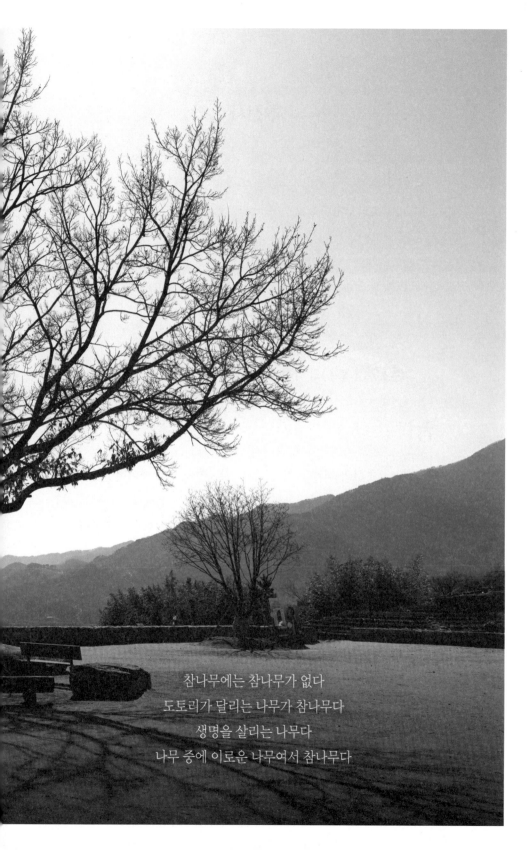

참나무에는 참나무가 없다
도토리가 달리는 나무가 참나무다
생명을 살리는 나무다
나무 중에 이로운 나무여서 참나무다

추천사

본초인(本草人)의 나라에서 진정한 본초인, 이상건 박사

한민족은 본초학이 출발한 나라의 살아있는 본초인(本草人)들이다. 또한 본초학이 뼈 속까지 스며들어있는 민족이다. 이상건 박사가 바로 본초학의 재건을 위해 뛰고 있는 인물이다. 잃어버린 동양의학을 찾아올 때이다. 동양의학의 기본은 풀과 나무가 사람을 이롭게 하는 법을 사람들에게 전하고 사람들을 이롭게 하는 마음에서 출발했다.

본초학의 나라인 대한민국에 본초를 연구하는 뛰어난 학자가 고대에 있었다. 본초학을 세상에 탄생시킨 염제신농의 정체를 알면 흥분하게 된다. 먼저 우리는 어떤 민족인가를 알아야 한다. 우리를 우리 스스로 배달민족이라고 한다. 배달의 후손이라고도 한다. 군대를 다녀온 사람들은 배달의 기수라고도 한다. 기수(旗手)는 대열의 앞에 서서 기를 드는 일을 맡은 사람 또는 앞장서서 이끄는 사람을 비유적으로 이르는 말이다. 우리는 우리의 역사를 잃어버렸다. 웅혼하고 역동적인 민족혼을 잃어버렸다. 하지만 나라 이름은 아직도 그대로 남아있다. '배달'이다. 배달의 뜻

은 무엇인가, 어느 나라일까.

배달은 밝달이라는 의미이다. '밝달'은 '밝은 땅'이라는 의미로 달이라는 말은 지금도 사용하고 있다. 응달이라고 하면 햇볕이 들지 않는 땅을 말하고, 양달은 햇볕이 드는 땅을 말한다. 대륙의 동쪽에 위치해 태양이 먼저 뜨는 나라라는 의미이다. 우리는 동이족이다. 동이족이 최초로 세운 나라가 바로 배달국이다. 그래서 우리를 배달민족, 배달의 후손 또는 배달의 기수라고 한다.

고대 배달국에 3인의 성인이 태어났다. 태호복희, 염제신농 그리고 치우천황이다. 염제신농이 바로 본초학을 출발시킨 인물이다. 인류에게 치유할 약과 먹을 나물을 선물한 최초의 인물이다. 동양의학을 출발시킨 염제신농(炎帝神農)은 배달국의 8대 환웅의 신하였다. 한민족에게 의미 있고 동양의학을 태동시킨 인물이다. 수렵채취사회에서 농경사회로 전환을 시켜준 이가 바로 신농씨였다. 당시에는 경작지가 없었다. 산이나 들에 불을 질러 화전을 일구는 농사가 시작되었다. 즉 인류 첫 농사는 화전농사였다. 그래서 신농씨의 앞에 붙은 염제(炎帝)는 바로 불(火)로 화전 농업을 상징한다.

신농(神農)의 의미인 농사의 신이라는 명칭도 최초로 농업을 시작했다는 의미로 볼 수 있다. 염제신농은 농사법과 시장제도를 크게 발전시켰다. 종합하면 농경과 의학의 시조이다. 신화가 아니라 역사적인 인물이다.

이상건 박사는 쉬는 날이 더 바쁜 사람이다. 쉬는 날이면 남쪽 끝 한산도까지 달려가 현지인들을 치료하러 간다. 또 다른 쉬는 날은 사진기를 들고 산으로 들어간다. 한의학의 기본인 본초를 연구하기 위해서다. 그동안 찍은 사진만 수십 만 장이다.

본초(本草)는 한의학에서 사용하는 근원되는 풀이라는 의미이다. 부연하면 생명체에 대한 양생·치료·예방에 제공되는 천연약물로 초근목피(草根木皮)를 위주로 한다. 한의학의 출발이고 한의학 근원이라고 할 수 있다. 본초학은 몸으로 뛰어들어야 가능한 세계다.

이상건 박사는 맨몸으로 뛰어들었다. 태초의 풀을 대하듯 풀이라는 생명체가 가진 신비성을 인간을 위한 현장으로 끌어들이려는 노력을 하고 있다. 무엇을 하든 근원으로 들어가려는 태생적인 기질의 영향이다.

한의학이 시작된 나라답게 한의학의 기본인 본초를 연구하는 이상건 박사의 노력은 빛난다. 다시 근원으로 돌아가 새로운 본초학의 지평을 확장하고 있는 인물이다. 그야말로 본초학의 기수로 오늘도 깨어있다. 본초는 수천 종에 이른다. 실제로 처방에 사용되는 본초의 수는 천여 종이며, 중요하게 사용되는 것은 300여 종이다.

이상건 박사는 잃어버린 본초를 다시 찾아 뛰고 있다. 이상건 박사는 외로운 단마(單馬)로서 힘이 부치지만 의로운 길을 가고 있다.

글을 보며 느낀다. 이상건 박사는 수필가다. 문학에도 타고났다. 별도로 배운 적이 없음에도 탁월하다. 간결하면서도 깔끔하고, 깔끔하면서도 오손도손한 고향의 사랑방 같이 이야기 바구니를 잘도 꾸려놓는다. 이야기 바구니에 소복한 한국인의 본초의 마음과 인간적인 정이 담겨 있다. 글에는 어머니와 아버지, 그리고 할아버지와 할머니가 등장한다. 그리고 형제들이 등장한다. 하늘이 만들어준 대가족의 마음으로 만든 역사가 살짝살짝 고맙다. 따뜻한 인정의 키가 훌쩍 자란 '마음의 키다리 아저씨'이다. 필자의 마음이 따뜻하고 곱다. 꾸미지 않은 간결한 사람이다.

작가 신 광 철

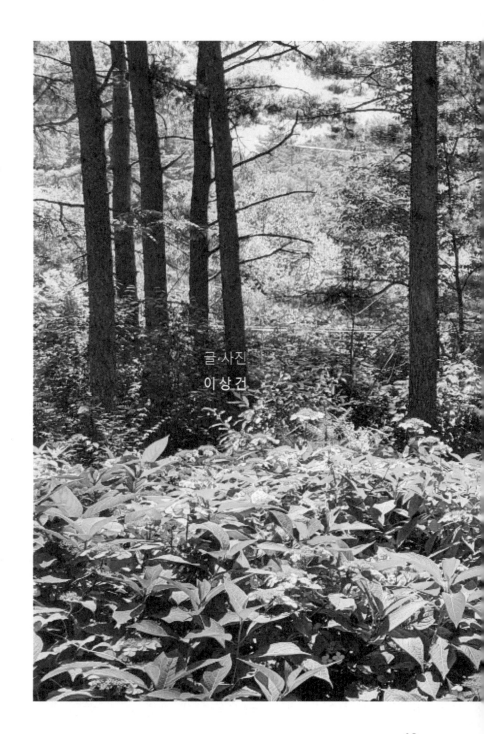

글·사진
이상건

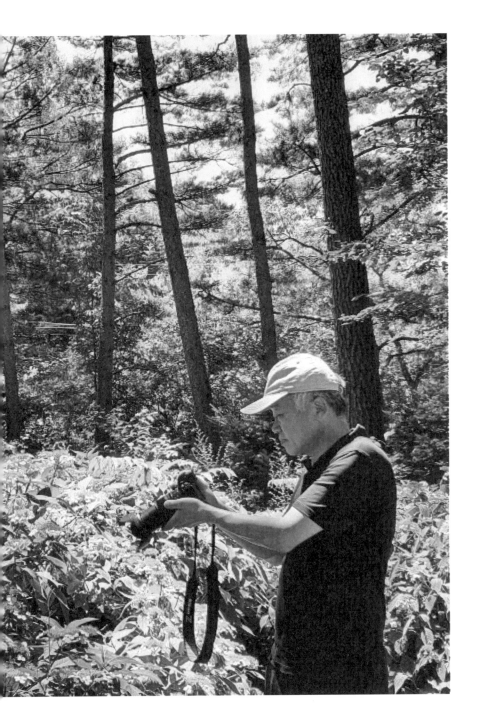

책을 펴내며

본초학 공부가 우리 역사 혹은 우리 문화 공부의 출발이다

과거가 있었기에 현재가 있고 미래도 예견할 수 있다. 어렸을 때 보고 경험한 것이 현재의 나를 만들었고 미래에도 그렇게 살아 갈 것이라 생각된다. 어쩌면 부처님 손바닥에서 놀고 있는지 모른다. 씨줄 날줄이 얽혀 있는 것처럼 인생사에 발버둥 쳐 봐도 그 자리인 것을 이 제야 조금 알 것 같다.

어렸을 때 사촌형님이나 삼촌과 같이 산야를 돌아다니며 놀았던 추억이 이제 와 소중했던 것이라는 것을 깨닫고 글을 썼다. 나는 한의학을 지금도 공부하고 있다. 40년 전 한의과대학을 들어가면서부터 시작된 것이라 할 수 있다. 하지만 그렇게 생각하지 않는다. 아주 어렸을 때 아버지로부터 나무, 어머니로부터 나물, 할머니로부터 민간요법을 배운 것이 한의학의 시발점이라 생각한다. 현재 한의학을 공부하다 보면 여러 가지 의문점이 생기는 때가 많다. 그때마다 우리 선조는 어떠한 생각으로 이 문제를 풀어 갔을까? 반문하며 공부한다. 이렇듯 여러 독자들과 함께 본

초학적 사고를 나누고 싶어 용기를 내어 다시 펜을 들었다.

나는 한의학 중 본초학(本草學)을 전공했다. 전공자뿐만 아니라 모든 사람이 본초학을 공부했으면 좋겠다고 생각하며 살고 있다. 한국인이라면 본초학 공부가 우리 역사 혹은 우리 문화 공부라 생각하길 바라서다. 예로부터 동양에서는 질병 치료와 예방을 목적으로 응용할 수 있는 물질을 총칭하여 본초(本草)라 했으며 본초(本草)를 이용하여 인체에 유용하게 접목시키는 학문이 본초학(本草學)이다. 지금으로부터 수천 년 전부터 내려온 학문이라 할 수 있다. 자연과 멀어져 물질문명의 홍수 속에 있는 현대인은 건강과 건전한 문화형성을 위해 선조들의 문화를 올바로 이해해야 한다. 온고지신(溫故知新)해야 한다. 그러기 위해선 역사가 오래된 본초학(本草學) 공부가 필요하다고 생각한다.

책의 소제목 '소태같이 쓰다', '무르팍', '황기탕', '민어탕', '빼때기죽', '구증구쇄' 등은 우리가 들어본 말로, 이 말에 담긴 뜻과 현대인에게 시사하는 바를 본초학적 시각으로 밝혀 붙였다. '백일홍', '출(朮)', '작약', '주엽나무와 조각자나무', '배초향과 계뇨등', '잔대, 더덕, 만삼 그리고 모시대', '물푸레나무', '망초', '뽕나무', '산초나무', '참나무에는 참나무가 없다' 등은 다소 전문적인 면이 있으나 이젠 모두가 알아야 해 정리해놓았다. 다소 어렵거나 생소한 용어가 있을 것이다. 주로 한의학 용어일 것인데 풀어 쓰면 의미가 변질될 것 같아 그러하지 않은 점 이해를 바란다. 어쨌든 필자의 표현력과 소견이 부족한 소치니 널리 양해를 바란다.

책이 출판되기까지 수고 많이 한 『느티나무가 있는 풍경』 출판사 김희경 사장, 디자이너 권민철 실장과 원고 교정을 봐 준 아내와 막내딸에게 감사한다. 아울러 매월 한산도 의료봉사 활동에 동행해 주시는 강준석님

께 감사드리고, 현지민 손경환님 부부에게도 감사드린다. 그리고 내원해
주신 환자분들과 지인들에게 고마움을 전하고 싶다.

2024. 09. 15.

仁谷 李尙建

차례

3부

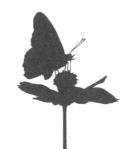

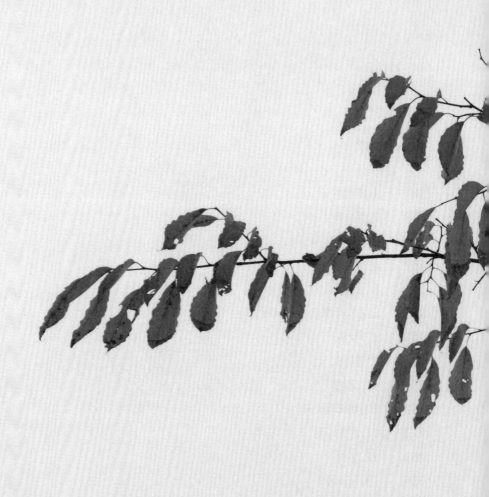

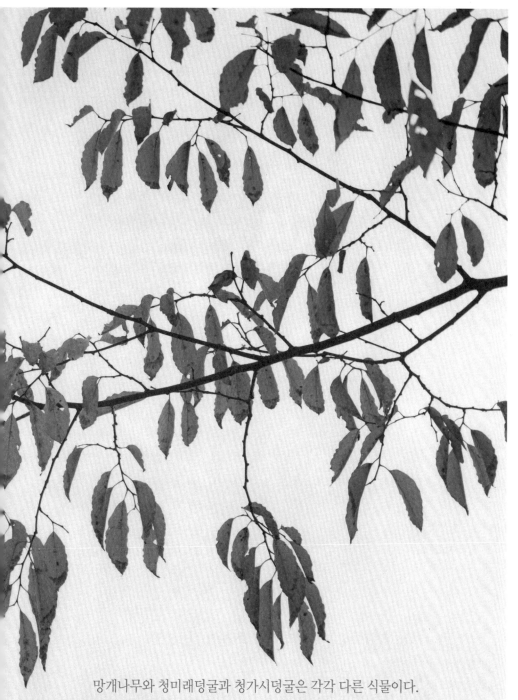

망개나무와 청미래덩굴과 청가시덩굴은 각각 다른 식물이다.
떡을 싸서 보존 기간을 늘리는 잎으로 제일 좋은 것은 청미래덩굴 잎이
최고고 다음이 청가시덩굴 잎이다.

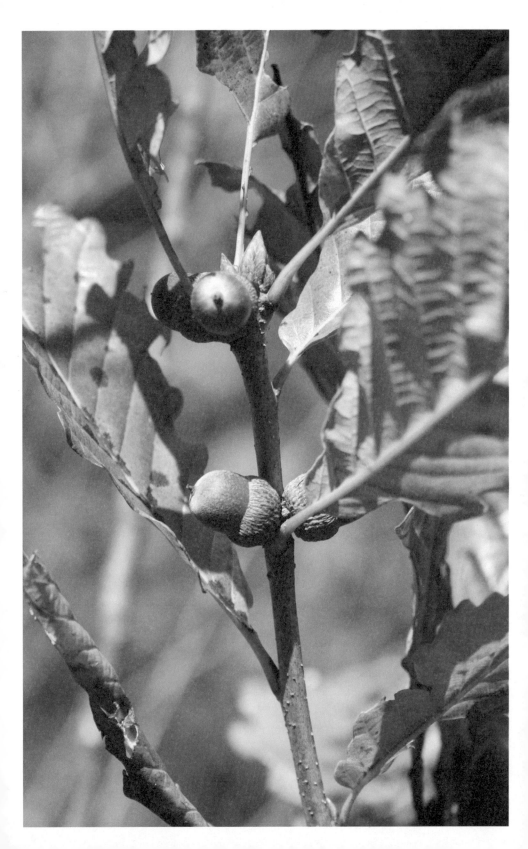

모든 참나무 종류는 도토리를 일시에 한 번에 떨어뜨리지 않고,
시간 간격을 두고 익어가면서 떨어뜨린다.
한 번에 다 떨어뜨리면,
자식을 한 번에 잃어버릴 가능성이 있기 때문이다.
조용한 상수리나무 숲에서 길게는 한 달 동안이나
도토리 떨어지는 소리를 들을 수 있다.

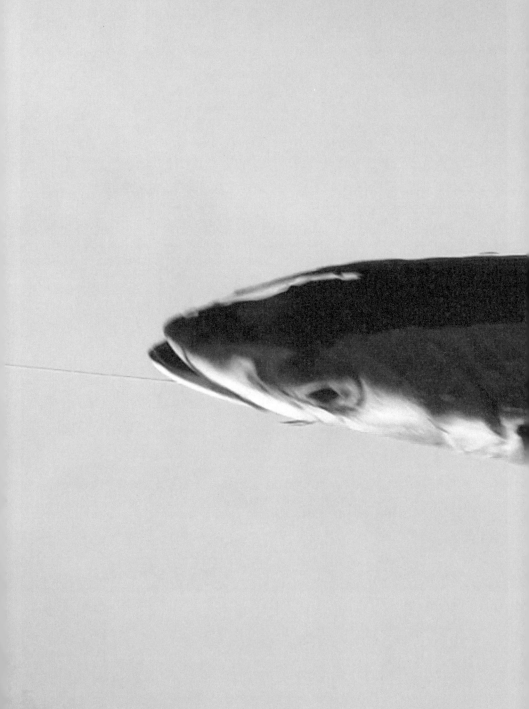

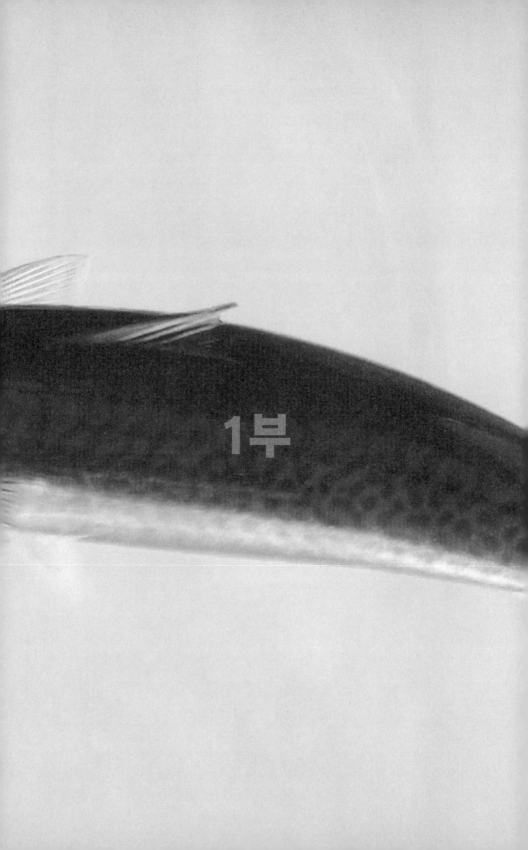

1부

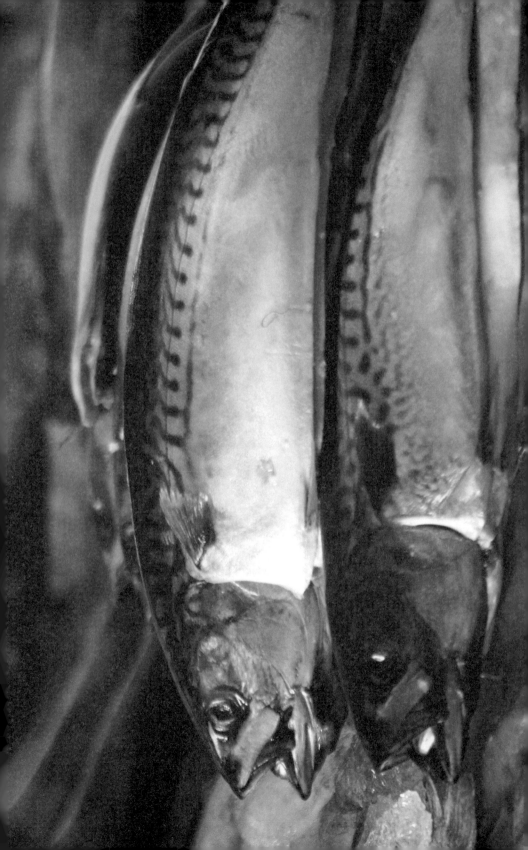

1부

1. 고등어

저녁 무렵 마당에서 여동생이랑 놀고 있을 때 어머니께서 불렀다. 어머니는 가마솥이 걸려있는 아궁이에 불 좀 때라 하신다. 저녁 준비로 바쁘셨다. 한참 불을 때고 있는데 어머니는 부지깽이로 붉은 숯을 이리저리 흩어 보시더니

"불이 좋네, 고등어 좀 구워 볼까?"

혼잣말로 중얼거리시더니 묻어 둔 독에서 소금에 절인 고등어 두 마리를 꺼내신다. 한 손이다. '손'은 고등어 두 마리를 말하는 우리 고유의 단어이다. 그리고 뒤뜰 담장에서 호박잎을 따와서 고등어를 닦는다. 물에 살짝 씻어서 석쇠에 올려놓으신다.

"오늘 고등어 먹어?"

여동생이 부엌으로 들어온다. 고등어 굽는 냄새가 마루까지 갔나 보다. 저녁상 할아버지 앞에는 고등어구이가 놓여졌다. 주변에는 아버지, 할머니가 계신다. 할머니 치마폭에는 막내 녀석이 앉아 있다. 제법 컸는데 꼭 할머니 무릎에서 밥을 먹는다. 흰쌀밥 한 숟가락에 뼈 발린 고등어 한 조각이 막내 목으로 넘어간다. 할머니는 드시는 둥 마시는 둥 하신다. 막내는 맛있다고 좋아한다. 할아버지는 고등어를 조금 드시더니 나와 동생, 삼촌이 먹는 상 위로 접시째 주신다. 우리는 맛있게 신나게 먹었다. 머리와 뼈만 앙상하게 남았다. 어머니는 뼈를 더 발라드시고 머리뼈도 빨아드셨다.

"엄마는 왜 뼈를 먹어?"

할머니 무르팍에서 밥 먹던 막내는 철없이 떠든다.

"이 녀석아! 언능 밤 묵어라"

할머니는 한 말씀 하시며 막내를 돌려 앉힌다. 여러 식구가 먹기엔 부족했지만 그래도 행복한 저녁 식사 시간이었다.

고등엇과 바닷물고기인 고등어는 태평양, 대서양, 지중해에서 흔히 볼 수 있다. 크게 태평양고등어, 망치고등어, 대서양고등어로 분류할 수 있고 지금 주로 먹는 고등어는 노르웨이 산이다. 노르웨이 산 고등어는 체형은 길고 체고는 낮아서 날씬한 인상을 주며, 국산 고등어보다 눈이 작고 머리가 뾰족한 편이다. 국산으로는 태평양고등어, 망치고등어가 있다. 오래 전부터 제주도와 한반도 연안에서 많이 잡혔다. 조선시대 영조 때 기록을 보면 우리나라 함경도, 강원도, 전라도 지방이 주산지였다.

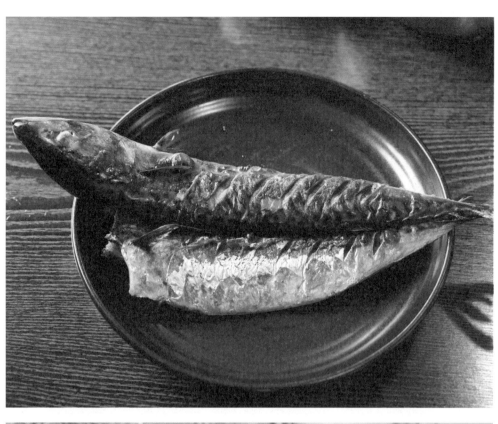

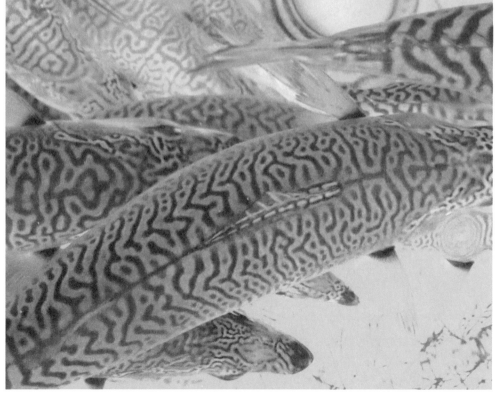

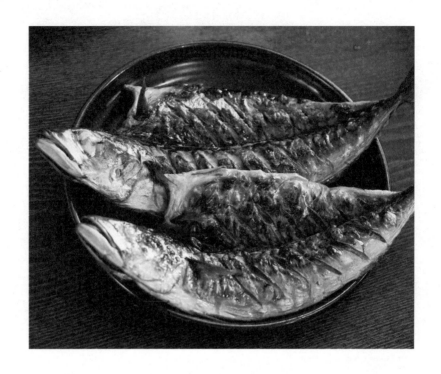

고등어(高登魚)의 다른 이름으로는 청화어(靑花魚), 벽문어(碧紋魚), 고도어(古刀魚) 등이 있다. 이름에서 알 수 있듯이 등이 부풀어 올랐고 푸른색을 띤 옛 칼같이 생긴 물고기이다. 등이 짙고 어두운 색이고 배 부분은 밝은 색을 띠고 있다. 물고기를 잡아먹는 새들이 하늘에서 봤을 때 푸르고 짙은 등 부분이 바닷물 색에 섞여 눈에 잘 띄지 않고, 반대로 큰 물고기가 수면 아래에서 올려다봤을 때 배가 밝은 색이라 잘 보이지 않는다. 물 밖, 물속의 적들을 피하기 위한 위장 전술의 일종이다.

고등어는 잡자마자 죽어버렸다. 성질이 몹시 급하다. 그래서 염장(鹽藏)을 해서 보관, 유통했다. 동해안 울진에서 잡은 고등어는 보부상에 의해 봉화, 안동 지역으로 운반되었다. 지게에 고등어, 소금 등을 지고 스무고개를 넘어 다니는 보부상은 매우 고달팠을 것이다. 보부상의 지게에는 간고등어 여러 축 외에 본인 먹을 서너 마리가 매달려 있었다. 고개를 넘어오는 동안 자연 숙성되고 안동에 도착하면 능숙한 손놀림을 자랑하는 간잽이에 의해 고등어에는 소금이 뿌려진다. 고등어의 숙성 정도와 날씨에 비례해서 뿌려지는 소금의 양은 매번 다르다. 우리가 먹기에는 늘 맛있다. 유명한 안동 간고등어의 탄생이다.

과거 중부내륙지방에서는 신선한 생선 먹기가 요원했다. 그래서 간고등어, 굴비, 동태, 꽁치 등 몇몇 생선만 오일장에서 사서 먹었다. 언젠가는 장에서 사온 꽁치가 뭉그러뜨려져 먹지 못하고 버린 적도 있다. 염장 덕에 중부지방에서도 생선 맛을 보게 됐다. 소금을 뿌려 독에 넣고 독을 땅에 묻어 두면 상당히 오래 보존할 수 있었다. 독에 청미래덩굴 잎을 넣어도 좋다. 신선하게 보존이 더 오래된다. 고등어를 갈비처럼 구워 먹게 되어 '고갈비'란 이름이 붙었고, 보리처럼 영양가가 높으면서 가격이 싼 편이라 '바다의 보리'라는 별칭도 생겼다. 가을철엔 지방 함유량이 높아져 '가을 고등어는 며느리도 안 준다'는 말이 있을 정도로 맛이 좋다.

제주도 성산포에 있는 어느 음식점 수족관에는 고등어가 놀고 있다. 그 집에서는 고등어 회를 판다. 참 맛있다. 고등어 회를 먹을 줄이야 과거에는 생각도 못했다. 기술의 발달로 고등어 전용 수족관이 개발되어 고등어를 한 달이나 살릴 수 있게 되어 서울에서도 고등어 회를 맛 볼 수 있게 되었다. 다행이다. 지금 주로 서울에서 먹는 간고등어는 노르웨이에서 잡아 바로 급랭한 것을 수산시장에서 사 와서 소금으로 간한 고등어가 대부분이다. 스코틀랜드, 캐나다산도 있다. 고등어의 성미(性味)는 감(甘), 함(鹹), 온(溫)이고 효능(效能)은 강장(强壯), 제신(提神), 방노(防老)이며 주치증(主治症)은 산후허약(産後虛弱), 신경쇠약(神經衰弱), 개창(疥瘡), 피핍(疲乏) 등이다. 오메가-3 지방산이 있어 염증 완화에 도움을 주며, 칼슘과 비타민 D가 풍부하여 뼈 건강 강화에도 도움이 되고, 천식 환자에게도 좋다. 면역 체계를 강화하는데 도움이 되는 다양한 영양소도 함유하고 있다. 또한 미세 먼지 농도가 높을 때 먹으면 좋은 음식으로 고등어가 꼽힌다.

고등어 새끼를 고도리라 하는데 낚자마자 먹는 회와 구이가 꿀맛이다. 제주도에선 젓갈과 어간장을 담가 먹는다. 고등어는 구이, 회로 먹는 방법 외에 조림을 해서 먹어도 맛이 좋다. 무, 대파, 고춧가루 등을 이용하여 졸여 먹으면 입안이 짭조름하고 달착지근한 느낌에 밥 한 그릇이 뚝딱이다. 묵은지를 이용해서 찌개를 끓여도 맛있게 먹을 수 있다. 토막 낸 고등어를 묵은지로 싸서 무 위에 올려놓고 더덕, 고춧가루 등을 넣고 끓여 먹어도 맛있다. 밥도둑이 따로 없다. 우리 식탁에 고등어가 있어 행복한 날이 많았다. 고마운 생선이다. '한밤중에 목이 말라 냉장고 문을 열어보니…'

50여 년이 지난 어느 일요일, 어머니랑 여동생과 같이 청계산 자락에 고등어구이를 잘하는 음식점에 갔다. 노르웨이산 고등어가 나왔다. 노릇노릇하게 잘 구워진 고등어 직화구이가 참 맛있었다. 노모(老母)와 여동생도 맛있게 많이 먹었다. 어머니는 한 마리 정도 드셨다. 감사했다. 오늘따라 이 생각 저 생각 만유(萬有)에 사로잡혀 조금만 먹었다. 그 옛날 할아버지 아버지처럼.

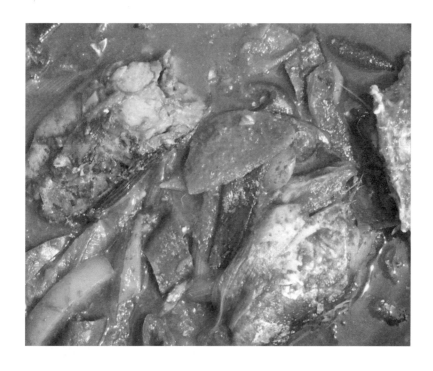

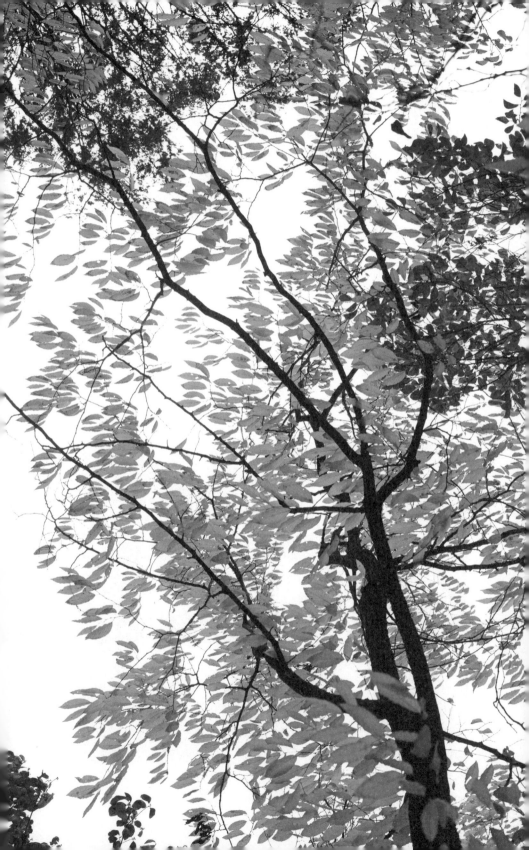

2. 망개떡

한 겨울 밤이 깊어 자려고 하면 밖에서 떡장수 소리가 들린다.

"망~개에~떡~, 망~개~떡~, 망~개에~떡"

침이 꼴깍꼴깍 넘어간다. 오늘은 떡장수 소리가 그쳤다. 대문을 열고 어머니는 대청마루로 떡장수를 불렀다. 망개떡을 사실 모양이다. 자는 줄 알았던 여동생도 마루로 뛰쳐나왔다. 떡장수는 단팥을 소로 한 찹쌀 떡을 청미래덩굴 잎에 하나하나 싸서 만든 떡을 우리한테 내보인다.

"언제 만들었지요?"

어머니는 떡장수에게 묻고 망개떡을 코에 가까이 대 보신다. 쉰내가 나나 확인하는 것이다. 여동생은 빨리 사자고 보챈다. 샀다. 망개떡은 할머니 앞에 놓여있고 나와 여동생은 빤히 쳐다보고 있다. 어머니는 할머

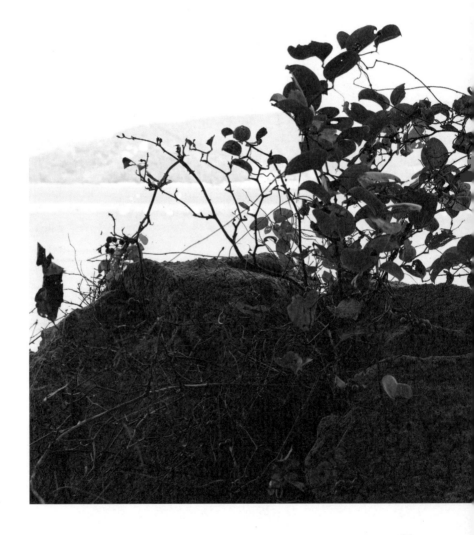

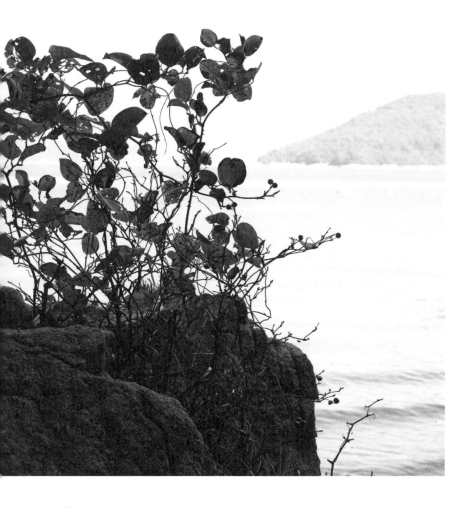

니 드리려고 부엌에 동치미를 가지러 나가셨다. 우리는 할머니 허락 하에 망개떡을 먹었다. 꿀맛이었다. 청미래덩굴 잎에 조금 묻어 있는 찹쌀도 핥아먹었다.

망개나무와 청미래덩굴과 청가시덩굴은 각각 다른 식물이다. 떡을 싸서 보존 기간을 늘리는 잎으로 제일 좋은 것은 청미래덩굴 잎이 최고고 다음이 청가시덩굴 잎이다.

'망개나무'는 갈매나무과 낙엽 교목(喬木)으로 높이 12m까지 자란다. 우리나라 충북 월악산, 경북 보현산이 주 자생지이다. 경북에서는 살배, 충북에서는 멧대싸리라 부른다. 수피(樹皮)는 그물맥 같은 회색이며 세로로 깊게 갈라져 골이 생긴다. 잎은 어긋나며 길이 6~10cm의 난상 장타원형이다. 끝은 꼬리처럼 길게 뾰족하고, 가장자리는 물결 모양이다. 꽃은 6~7월에 가지끝 또는 엽액에서 나온 취산꽃차례에 황록색의 양성화가 모여 달린다. 열매는 핵과(核果)로 길이 7~8mm의 장타원형이며 8월에 적색(赤色)으로 익는다.

종자가 성숙되기 전 여름에 낙과하기 때문에 결실률이 다소 낮은 편이다. 보은 속리산, 괴산 사담리, 제천 송계리의 군락지는 천연기념물로 지정 보호하고 있다. 망개나무는 우리가 흔히 볼 수 있는 나무가 아니다. 바위틈에서도 잘 자랄 만큼 생명력이 강한 반면 번식력은 약하다. 우리나라에 망개나무 1종(種)이 자라며 중국, 일본 등에 드물게 자라는 희귀종이다. 멸종위기에 있는 식물이다. 그런데 옛날부터 불에 잘 타 땔감으로 자주 사용했고, 써레의 살로 아주 적합하여 농기구로 이용했다. 수난을 많이 당한 나무다.

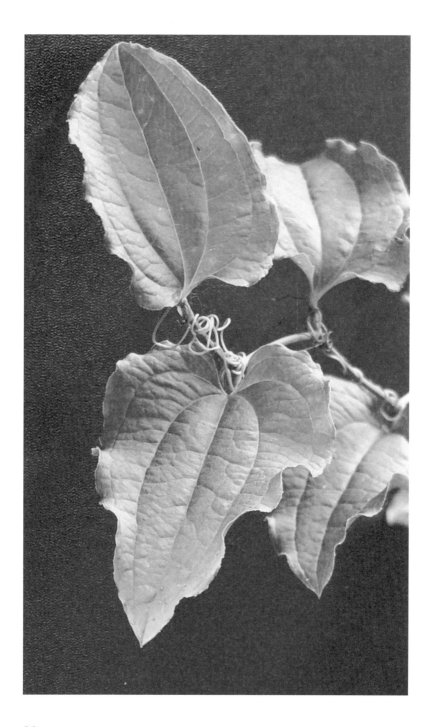

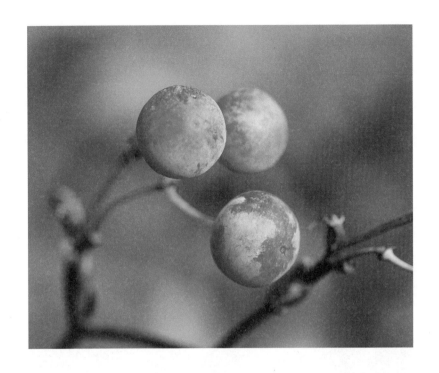

청미래덩굴과(科) '청미래덩굴'은 낙엽 덩굴성 관목(灌木)으로 길이 1~5m로 자란다. 오솔길 어디에서나 만날 수 있는 흔한 우리 산의 덩굴 나무다. 가지는 둥글고 마디가 굽어서 지그재그형이 되며 갈고리 같은 단단한 가시가 있다. 잎은 어긋나며 길이 3~12cm의 타원형이다. 끝은 짧게 뾰족하거나 오목하게 들어가고, 밑부분은 원형~얕은 심장형이다. 엽질(葉質)은 뻣뻣한 가죽질이며, 양면에 모두 털이 없고 표면에는 광택이 있다. 잎자루는 길이 5~15mm이며 좁은 날개가 있다. 엽액(葉腋)에 탁엽(托葉)이 변한 2개의 덩굴손이 있다. 꽃은 암수딴그루이며 4~5월에 새 가지의 엽액(葉腋)에서 나온 산형꽃차례에 황록색의 꽃이 10~25개씩 모여 달린다. 열매는 장과(漿果)로 지름 7~15mm의 구형이며 10~11월에 적색(赤色)으로 익는다. 청가시덩굴에 비해 잎이 두껍고 연한 녹색을 띠고 줄기에는 갈고리 같은 가시가 있다.

가을에 빨갛게 익은 청미래덩굴의 열매는 겨울에는 육질이 거의 메마른다. 메마른 상태로 겨울을 넘겨 다음 해 봄이 되어도 그대로 달려 있다. 지방에 따라 '망개나무' 또는 '맹감나무'라고 부른다. 청미래덩굴의 뿌리를 잘라 김장독에 석박지 넣듯 넣어 두면 김장김치를 더 오래 보존하여 먹을 수 있다. 잎도 김장독에 넣는다. 또한 줄기의 뻗음이 멋스러워 꽃꽂이 재료로 우리 주변에서 볼 수 있다.

청미래덩굴의 뿌리와 잎을 발계(菝葜), 발계엽(菝葜葉)이라 하며 약용한다. 발계(菝葜)의 성미(性味)는 감(甘), 산(酸), 평(平)이고 귀경(歸經)은 간(肝), 신경(腎經)이다. 효능(效能)은 거풍이습(祛風利濕), 해독소옹(解毒消癰)이며 주치증(主治症)은 풍습비통(風濕痺痛), 임탁(淋濁), 대하(帶下), 설사(泄瀉), 이질(痢疾), 옹종창독(癰腫瘡毒), 탕화상(燙火傷) 등이다. 발계엽(菝葜葉)의 성미(性味)는 감(甘), 평(平)이고 효능(效能)은 거풍(祛風), 이습(利濕), 해독(解毒)이며 주치증(主治症)은 종독(腫毒), 창절(瘡癤), 탕화상(燙火傷), 사충교상(蛇蟲咬傷) 등이다.

중국 광동(廣東), 호남(湖南), 호북(湖北), 절강(浙江), 사천(四川), 안휘(安徽) 등지에서 자라는 광엽발계(光葉菝葜)의 근경(根莖)을 토복령(土茯苓)이라 한다. 성미(性味)는 감(甘), 담(淡), 평(平)하고 귀경(歸經)은 간(肝), 신(腎), 비(脾), 위경(胃經)이다. 효능(效能)은 청열제습(淸熱除濕), 설탁해독(泄濁解毒), 통리관절(通利關節) 이며 주치증(主治症)은 매독(梅毒), 임탁(淋濁), 설사(泄瀉), 근골통(筋骨痛), 각기(脚氣), 옹종(癰腫), 창선(瘡癬), 나력(瘰癧) 등이다.

우리나라에서는 광엽발계(光葉菝葜)라는 식물이 자라지 않아 청미래덩굴의 뿌리를 토복령(土茯苓) 대용품(代用品)으로 이용했다. 그래서 지

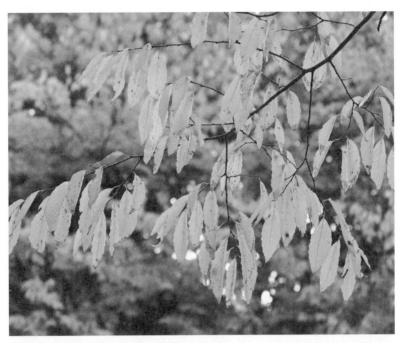

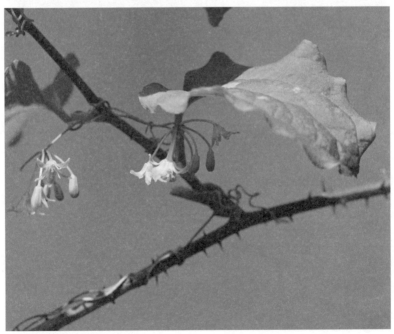

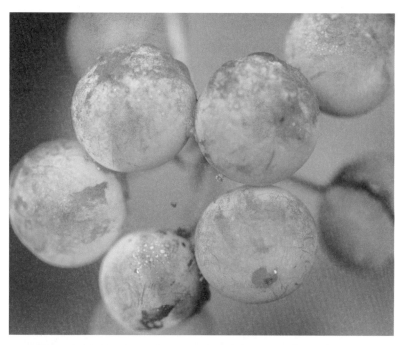

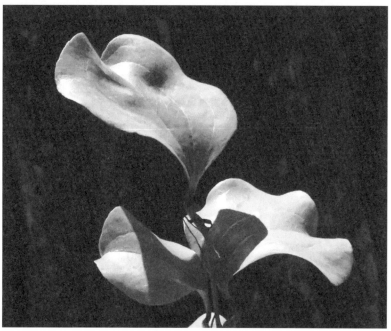

금도 우리나라 산야(山野)에서 자라는 청미래덩굴의 뿌리를 토복령(土茯苓)이라는 사람이 많다. 앞으로 우리나라산 청미래덩굴의 뿌리를 발계(菝葜)라고 불러야 한다. 그렇지 않으면 산귀래(山歸來) 또는 토비해(土萆薢)라 불러야 한다.

청미래덩굴과(科) '청가시덩굴'은 낙엽 덩굴성 관목(灌木)으로 길이 1~3m로 자란다. 가지는 녹색(綠色)이며 바늘 같은 단단한 가시가 발달한다. 잎은 어긋나고 길이 3~9cm의 난형이다. 끝은 뾰족하고 밑부분은 심장형이다. 가장자리에는 작은 돌기상의 희미한 톱니가 물결 모양으로 있다. 잎에는 털이 없으며 5개의 맥이 뚜렷하게 발달한다. 탁엽(托葉)이 변한 2개의 덩굴손이 있다. 꽃은 암수딴그루이며, 5~6월에 새 가지의 엽액(葉腋)에서 나온 산형꽃차례에 황록색의 꽃이 모여 달린다. 열매는 장과(漿果)로 지름 6~7mm의 구형(球型)이며 9~10월에 남흑색~흑색으로 익는다. '줄기에 푸른 가시가 있는 덩굴'이라는 의미로 청가시덩굴이라 부른다. 청미래덩굴에 비해 엽질(葉質)이 얇고 줄기에 바늘 모양의 가는 가시가 있으며, 열매가 남흑색으로 익는 점이 다르다. 청가시덩굴의 뿌리를 철사영선(鐵絲靈仙)이라 하며 약용한다. 철사영선(鐵絲靈仙)의 성미(性味)는 신(辛), 미고(微苦), 평(平)이고 효능(效能)은 거풍제습(祛風除濕), 활혈통락(活血通絡), 해독산결(解毒散結)이며 주치증(主治症)은 풍습비통(風濕痺痛), 관절불리(關節不利), 창절(瘡癤), 종독(腫毒), 나력(瘰癧) 등이다.

양자강 아래나 동남아 지방에서는 도시락밥을 연잎에 싸서 가지고 다닌다. 좀 더 오래 신선도를 유지하기 위해서다. 연잎(荷葉)의 약효는 다음과 같다. 하엽(荷葉)의 성미(性味)는 고(苦), 삽(澁), 평(平)이고 귀경(歸經)은 심(心), 간(肝), 비경(脾經)이다. 효능(效能)은 청열해서(淸熱解暑),

승양(升陽), 지혈(止血)이며 주치증(主治症)은 서열번갈(暑熱煩渴), 두통현훈(頭痛眩暈), 비허복창(脾虛腹脹), 설사(泄瀉), 토혈(吐血), 하혈(下血) 등이다. 상기(上記) 약물들의 효능에는 청열(清熱) 작용이 있다. 본초학(本草學)적으로 잎이 녹색(綠色)이고 두꺼우며 비가 내려도 곧바로 스며들지 않고 또로록 흐르는 배수성(排水性)의 질긴 잎을 가진 식물에는 청열(清熱) 작용이 강(強)하게 나타난다.

잎으로 떡을 싸서 찌면 서로 달라붙지 않고, 오랫동안 쉬지 않으며, 잎의 향기가 배어 독특한 맛이 난다. 청미래덩굴 잎, 연잎, 모란 잎, 토란 잎, 뻐꾹나리 잎, 원추리잎, 왕질경이 잎, 병풍쌈 잎, 바나나 잎 등이 이러하다. 본초의 잎을 사용하고 있는 인류의 지혜는 대단하다.

망개나무는 교목(喬木)으로 크고, 청미래덩굴이나 청가시덩굴은 관목(灌木)으로 작다. 경상도 지방에서 '멍개', '망개' 전라도 지방에서 '멍감', '맹감'하는 것은 망개나무 잎을 이야기하는 것이 아니라 청미래덩굴 잎을 말한다. 일본 간사이(關西) 지역에서는 떡을 감싸는 용도로 떡갈나무 잎 대신 청미래덩굴 잎을 이용했다고 한다. 우리나라에서 전래된 것 같다. 어쨌든 부레옥잠 잎처럼 생긴 청미래덩굴 잎사귀에 싸진 떡이 진짜 '망개떡'이다.

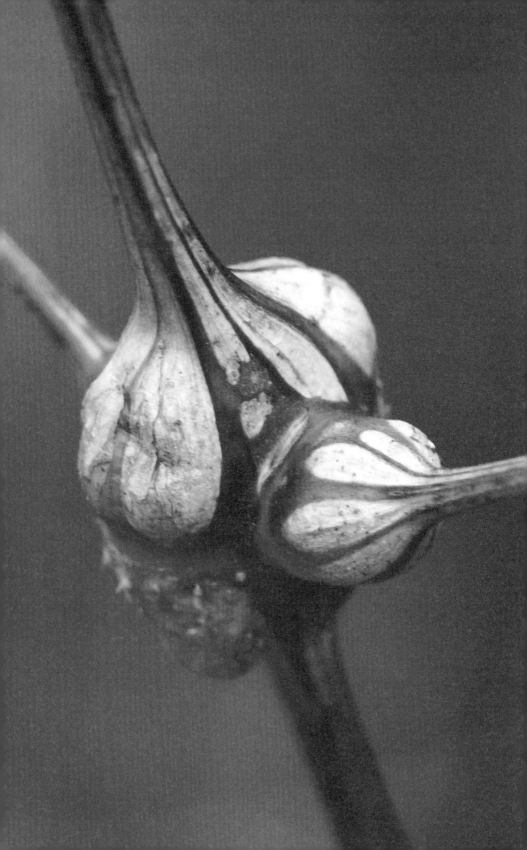

3. 무르팍

한 겨울밤 할머니는 막내 녀석을 재우고 바느질하고 있는 어머니에게 그만 자자고 하신다.

"조금만 더하고요."

어머니는 계속 바느질을 하시며 먼저 주무시라고 하신다.

"그거 엊그제에 누빈 것 아니냐?"

할머니는 어머니의 바느질감을 보고 물으신다.

"글쎄 이 녀석이 무르팍으로 걸어 다니는지 무릎이 또 해졌네요."

무르팍에 헝겊 대주고 누벼준 지가 엊그제인데 오늘 오징어 놀이하다

구멍이 난 것이다. 지금도 무르팍이 아프다. 잠자는 척하고 듣고 있지만 어머니께 미안했다. 무릎 아픈 것은 말도 못하고…

어머니는 무릎을 무르팍이라 했고 할머니도 막내가 뒤뚱뒤뚱 급히 달려오면

"이 녀석아 무르팍 깨질라 천천히 와"

하신다. 왜 어른들은 무릎을 무르팍이라 할까?

예부터 머리를 대가리, 대골통, 대갈통, 대갈팍 등으로 불렀다. 멀리서 보면 일반적으로 머리는 둥근 통이다. 대갈팍의 '팍'은 둥근 것과 연관 지어진다. 어떤 생각이 잘 안 떠오를 때도 머리가 '팍팍' 안 돌아간다고 한다. '톡톡' 안 돌아간다고는 하지 않는다. '팍팍'은 선회(旋回)하는 느낌이다. 유난히 가늘고 긴 다리를 가진 학(鶴)을 보면 무릎에 둥그런 덩어리를 가지고 있는 듯하다.

우리 무릎도 둥그런 종자기 같은 뼈가 있다. 둥근 슬개골의 한가운데 경혈(經穴)을 학정혈(鶴頂穴)이라 하고, 탕건(宕巾)의 윗부분도 학정(鶴頂)이라 한다. 무릎이 붓고 아프며 다리가 빼빼 말라서 잘 펴고 오그라지지 못하는 병(病)을 학슬풍(鶴膝風)이라 한다. 모두 둥글고 덩어리진 것을 의미한다. 또한 '팍'은 우리말 '팍티다'와도 연관되어 있다. 튀어나온 무릎을 뜻한다.

소의 무릎이 팍 튀어 나온 형상과 줄기의 모습이 비슷하게 생긴 쇠무릎이란 초본(草本)을 우슬(牛膝)이라 한다. 쇠무릎, 우슬, 쇠물팍은 같은

말이다. 쇠무릎은 산과 들에서 흔히 볼 수 있는 비름과 다년생초본(多年生草本)으로 높이는 50~100cm로 자라고 원줄기는 곧게 서며 마디가 두드러진다. 쇠무릎마디가 둥글게 부푼 것은 '쇠무릎 혹파리'라 하고 유충(幼蟲)이 사는 벌레 혹이다. 혹을 충영(蟲癭)이라 한다. 가막살나무, 갈참나무, 개나리, 감태나무, 개서어나무, 개회나무, 검은재나무, 느릅나무, 능수버들, 당조팝나무, 때죽나무, 돌배나무, 마삭줄, 붉나무, 사람주나무, 사시나무, 산사나무, 산유자나무, 산조팝나무, 생달나무, 소사나무, 신갈나무, 오갈피나무, 이팝나무, 작살나무, 졸참나무, 주엽나무, 천선과나무, 팽나무 등의 나무에는 이런 충영(蟲癭)이 있다.

나무들 중에 충영(蟲癭)을 한약재로 쓰는 나무는 붉나무이다. 붉나무의 충영을 오배자(五倍子)라 하며 약용, 염료로 이용한다. 붉나무의 열매는 두부 만들 때 간수로 쓰고, 충영(蟲癭)인 오배자(五倍子)는 연한 갈색을 내는 염료와 한약재로 만성설사(慢性泄瀉)에 응용한다.

쇠무릎은 우리나라 농촌지역에서 아주 흔하게 관찰되는 터주식물이다. 어린 잎은 데쳐서 나물로 먹으며 뿌리는 우슬(牛膝)이라 하며 약용한다. 중국에서는 사천성과 하남성에서 주로 생산되는데 각각을 천우슬(川牛膝), 회우슬(淮牛膝)이라 한다. 우슬(牛膝)의 성미(性味)는 고(苦), 산(酸), 평(平)이고 귀경(歸經)은 간(肝), 신경(腎經)이다. 효능(效能)은 보간신(補肝腎), 강근골(强筋骨), 활혈통경(活血通經), 인혈하행(引血下行), 이뇨통임(利尿通淋)이며 주치증(主治症)은 요슬산통(腰膝酸痛), 하지위연(下肢痿軟), 혈체경폐(血滯經閉), 통경(痛經), 산후어혈복통(産後瘀血腹痛), 징가(癥瘕), 포의불하(胞衣不下), 열림(熱淋), 혈림(血淋), 질타손상(跌打損傷), 옹종(癰腫), 인후종통(咽喉腫痛) 등이다.

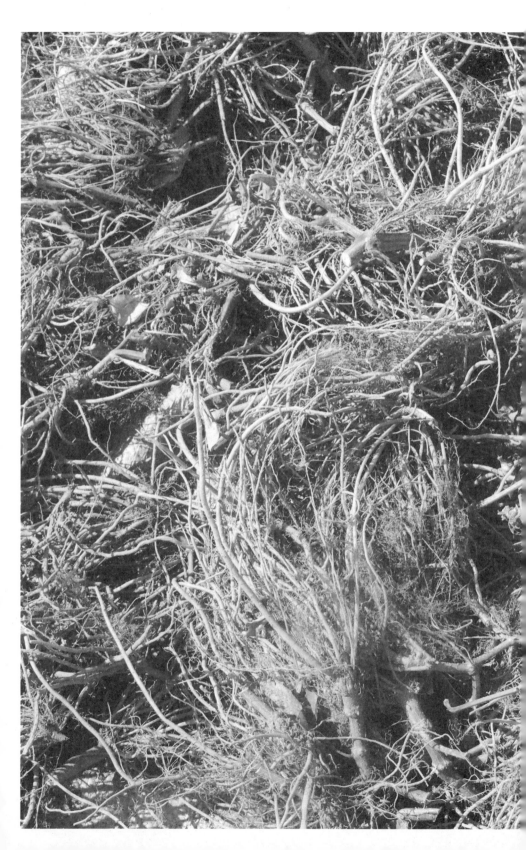

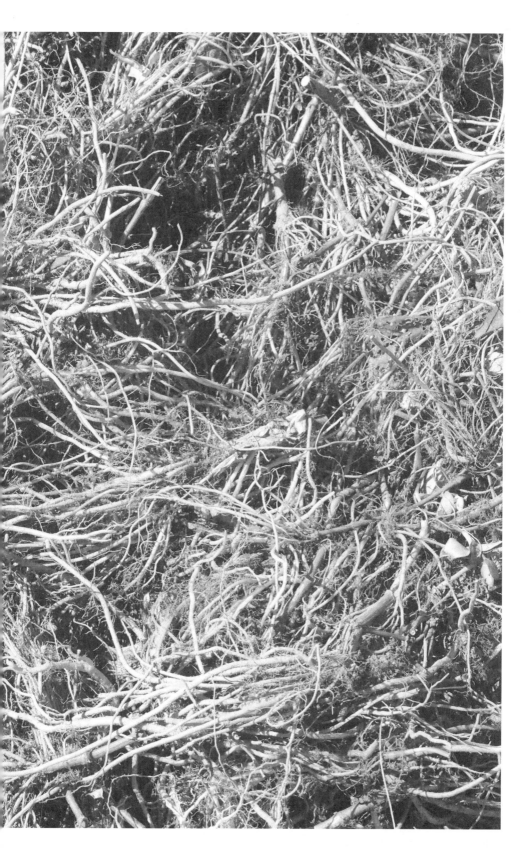

우슬의 어린순은 나물로 먹고, 여름에 잎을 따서 말려 차로 달여 마시면 좋다. 우슬의 열매는 9~10월에 긴 타원형의 포과가 여러 개 모여 달려 익는다. 열매는 꽃받침으로 싸여 있고 끝이 암술대가 남아 있으며 한 개의 씨가 들어 있다. 열매에는 가시처럼 뾰족한 꽃턱잎이 남아 있어 사람의 옷이나 짐승의 털에 잘 붙는다. 조그마한 벌레같이 생긴 열매가 바짓가랑이에 붙어 잘 안 털린다. 도깨비바늘처럼 옷에 잘 붙어 널리 퍼진다. 우슬(牛膝)로서는 멀리 퍼지는 대단한 종족 번식 전략이다. 이러한 전략을 가진 식물로는 도꼬마리, 잔디갈고리, 털이슬, 주름조개풀, 도둑놈의갈고리, 짚신나물, 울산도깨비바늘, 수크령 등 무수히 많다. 따라서 이 식물들은 사람이 이동하는 등산로나 야생동물의 이동통로를 따라 산다.

우슬(牛膝)이라는 이름은 쇠무릎이 한역(漢譯)된 것 같다. 동의보감(東醫寶鑑)에는 '쇼ㅣ무룹디기(쇠무릎지기)'로 표기했고, 향약집성방(鄕藥集成方)에는 '우무누읍(牛無樓邑)', 19세기 물명고(物名考)에 '쇼ㅣ무릅', 방약합편(方藥合編)에 '쇼ㅣ무릎디기'로 나타나며 20세기에 '쇼ㅣ무릅', '쇠무릎'이 된 것이다.

조선시대 영조는 다리 힘이 모자라면 '송절차'를 즐겨 먹었다. 승정원일기는 송절에 대해 '송절은 솔뿌리를 가리키는데 근육과 뼈를 튼튼하게 하고 어혈을 없애는 약재다. 황토에서 자란 어린 소나무의 동쪽으로 난 뿌리를 주재료로 오가피, 우슬(牛膝)을 넣어 만든 것'이라고 밝혔다. 또한 영조는 이중탕에 녹용, 우슬(牛膝) 등의 약재를 넣은 건공탕도 먹었다. 영조는 우슬을 다용한 왕이었다.

요즘 젊은이 중 무릎 앞쪽에 있는 슬개골과 대퇴골 사이 연골이 손상

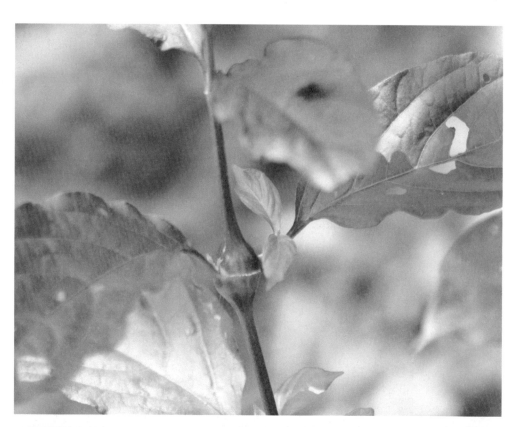
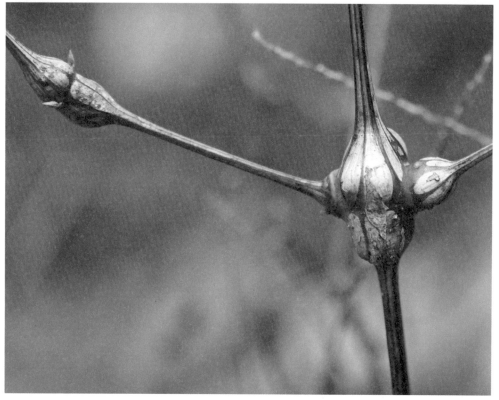

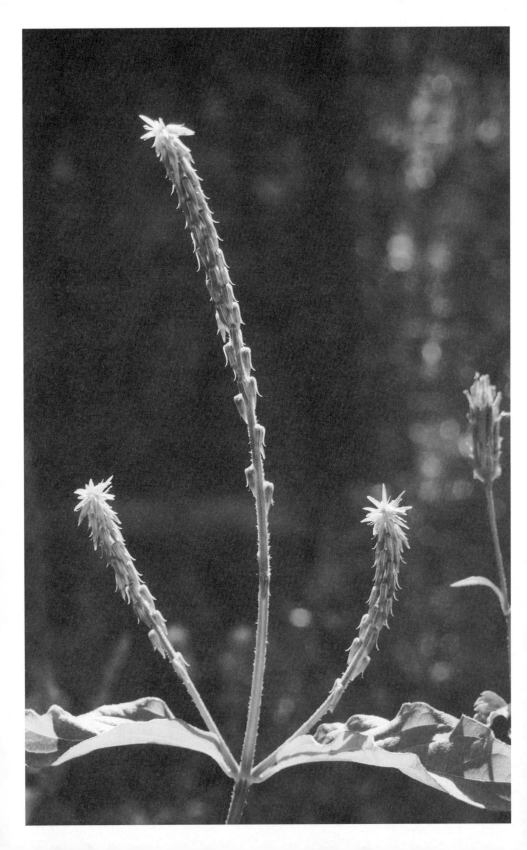

돼 통증이 발생하는 '앞무릎관절염'이나 십자인대가 끊어지는 경우를 종종 본다. 그리고 대다수 노인은 무릎이 붓고 아파 보행이 곤란한 퇴행성 무릎 관절염을 앓고 있다. 무릎병(病)은 한의학 측면에서 보면 오장(五臟)중 위(胃)와 심장(心臟)과 관계 깊다. 젊은이가 위장(胃臟)을 혹사시키고 평지만 걸으면 작은 충격에도 앞무릎관절염이 올 수 있다.

배달음식, 인스턴트 식품을 너무 좋아하면 안 된다. 노인도 소화가 잘되는 된장국, 청국장에 동치미나 백김치를 늘 먹어야 하고, 잠을 푹 자야 한다. 잠을 못자면 심장(心臟)이 약해진다. 자면서 심장은 조금 쉰다. 수면의 질이 좋아야 무릎도 편하다. 무르팍에 병이 있는 사람은 쇠물팍의 뿌리를 채취하여 1~2시간 정도 쪄서 말리고 약재를 2시간 정도 인동덩굴과 같이 넣고 다려 먹으면 효과가 극대화된다. 그리고 습(濕)이 많은 장마철이나 비, 눈 오는 날에는 북엇국이나 카레밥을 해 먹어야 한다. 습을 제거하는 음식을 먹어야 생활하기 편하다. 다습(多濕)하면 무릎이 무겁고 몸은 굼뜬다. 장마철에 군불 때듯이 제습(除濕)하고 살아야 한다. 장마철에 가습기(加濕機) 틀고 자는 바보가 돼서는 안 된다.

습(濕)이 많고 몸이 허약(虛弱)하면 무르팍은 무겁고, 대갈팍은 팍팍 돌아가지 않는다. 이때 쇠물팍이 도움을 준다.

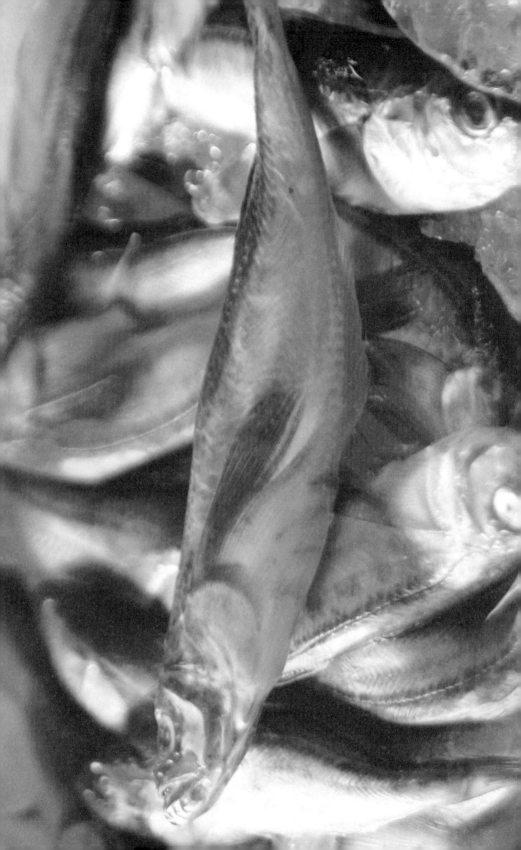

4. 도루묵

충주 탄금대에서 신립 장군이 패했다. 조선 선조는 급히 한양을 떠나 의주로 몽진(蒙塵)을 떠났다. 몽진 길은 무척 고생스러웠다. 한양을 버리고 가는 심정 외에 급히 가는 길이라 의식주(衣食住)가 엉망이었다. 춥고 배고팠을 것이다. 서해안 몽진 길에 어떤 어부(漁夫)가 임금님께 목어(木魚)를 진상했다. 춥고 배고픈 선조는 무척 맛있게 먹었다. 하도 맛있어 이 물고기 이름이 뭐냐고 물었다. 대신들은 목어(木魚)라 답했다. 선조는 이렇게 맛있는 물고기를 뻣뻣하고 흔한 느낌이 드는 목어(木魚)라 함이 마음에 안 들었다. 앞으로는 목어(木魚)를 은어(銀魚)로 불러라 명령했다. 임진왜란 중 목어(木魚)는 은어(銀魚)로 격상됐다.

환도(還都) 후 선조가 맛이 그리워 다시 먹었을 때 맛이 없어 다시 목어(木魚)로 바꾸라 하여 도로목어(都路木魚), 환목어(還木魚)가 됐다. 목어는 목어(木魚)에서 은어(銀魚)로 다시 도로목어(都路木魚)로 지금은 '도루묵'으로 이름이 바뀌게 되었다. 말짱 도루묵이 되었다. 헛된 일이 되었다.

상기(上記) 내용은 필자가 어렸을 때 아버님한테 들은 이야기다. 사실과 정확하게 일치하지는 않지만 일리가 있다고 생각한다.

　도루묵과 도루묵은 몸길이가 25cm 정도로 자라는 바닷물고기이다. 몸이 가늘고 길며 측면이 편편하다. 뒷지느러미가 배에서 꼬리 가까이 길게 발달하였고, 등에는 황갈색무늬가 있고 옆구리와 배는 흰색인데, 옆줄과 비늘은 없다. 평상시는 수심 100~400m의 모래 진흙에 서식하다 산란기인 초겨울이 되면 물이 얕고 해조류가 무성한 곳으로 모여든다. 주로 11월에 속초·삼척 연안으로 돌아와 겨울까지 알을 낳는다. 모래가 섞인 뻘 바닥에 몸의 일부를 묻은 채 산다 하여 영어명이 샌드피시(Sandfish)이다. 주로 추석(秋夕) 지나 그물로 잡는다.

　도루묵은 몸체에 비해 큰 알을 많이 지니고 있는 물고기다. 구워 먹을 때 알이 입안 가득히 씹히는 맛이 일품이다. 알배기 도루묵을 맑은 지리탕으로 끓여 먹어도 뒷맛이 아주 깔끔하다. 소금구이, 찜, 찌개로 요리하면 부드러운 고기 맛과 톡톡 씹히는 알을 느낄 수 있다. 도루묵은 여러 요리로 만들어 먹을 수 있다. 뼈째 먹는 세꼬시가 일품이고, 좁쌀이나 멥쌀로 밥을 지어 적당히 말린 도루묵과 고춧가루 등 각종 양념을 넣어 삭힌 도루묵 식혜는 훌륭한 칼슘 공급원이 된다. 도루묵 조림은 도루묵에 양념장, 무, 양파 등 채소를 넣어 졸인 음식으로 건조된 도루묵을 사용하면 탄탄한 식감이 참 좋다.

　매년 12월이면 강원도 양양 물치항에서 도루묵 축제를 연다. 양미리와 가리비 조개 등과 같이 도루묵을 석쇠에 얹어 구워 먹으면 참 맛있다. 구운 도루묵의 머리를 잡고 꼬리 부분부터 먹으면 달콤한 살 부분의 미각에 기쁨이 생기고, 그 다음이 통통 터지는 알이 미묘한 느낌을 주며, 머

리 부분의 맛은 최고다. 어두육미(魚頭肉尾)의 의미를 알게 해주는 생선
이 도루묵인 것 같다. 도루묵찜도 매우 맛있다.

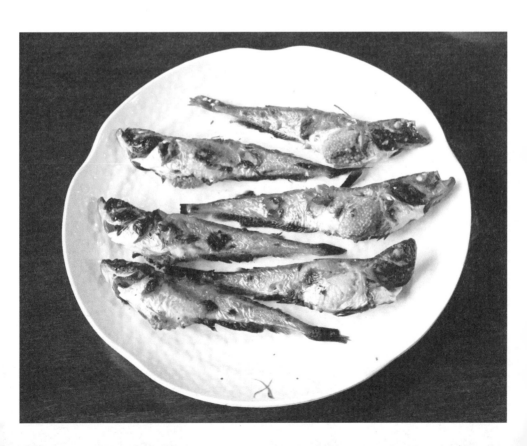

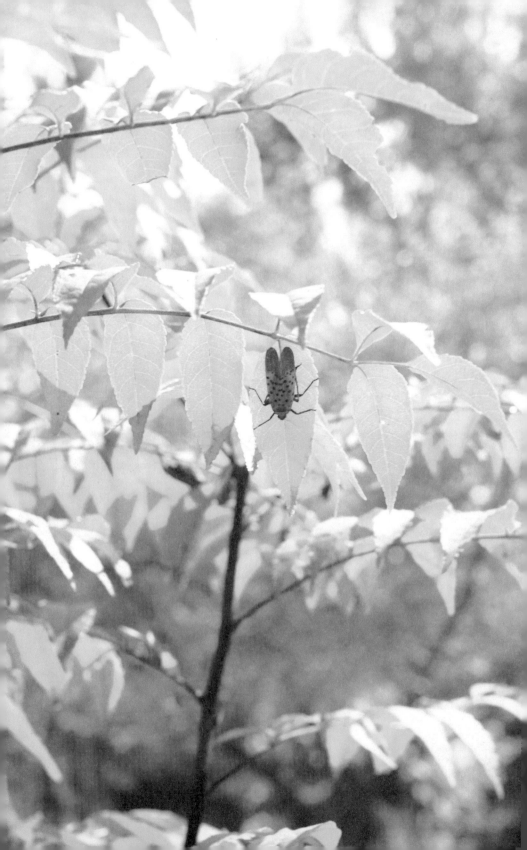

5. 소태같이 쓰다

유 대인 풍습 중 유월절에 집안 식구들이 모여 쓴 나물을 먹고 식사를 하는 세데르 만찬이 있다. 아주 쓴 나물을 비스듬히 편하게 앉아서 씹는다. 과거에 출애굽하여 이제 편하게 살지만 옛날 선조의 고충(苦衷)을 잊지 말자는 의미의 샤밧 행사다. 쓴 나물의 고미(苦味)는 침이 많이 고이게 하고 정신이 번쩍 들게 한다. 감미(甘味)의 평온하고 늘어지는 경향과는 대조적이다. 와신상담(臥薪嘗膽)이라는 말이 있다. 쓸개를 빨면서 의기를 다진다는 의미의 고사성어다. 고미(苦味)는 체기(滯氣)를 내려주는 기능도 있어 적당히 먹으면 우리 몸에 아주 좋다. 대부분의 약(藥)이 쓰다. 지나치면 참기 어려워 구토를 일으키기도 한다. 우리는 지나치게 쓴 것을 관용적으로 '소태같이 쓰다'고 한다.

식물 대부분은 탄닌 성분이 있어 떫고 쓰다. 목본(木本)인 소태나무와 초본(草本)인 씀바귀, 머위, 왕고들빼기에 대해 알아보자. 쓴 맛이 나는 대표적인 식물이다. 물론 씀바귀, 고들빼기보다 소태나무는 훨씬 쓰다.

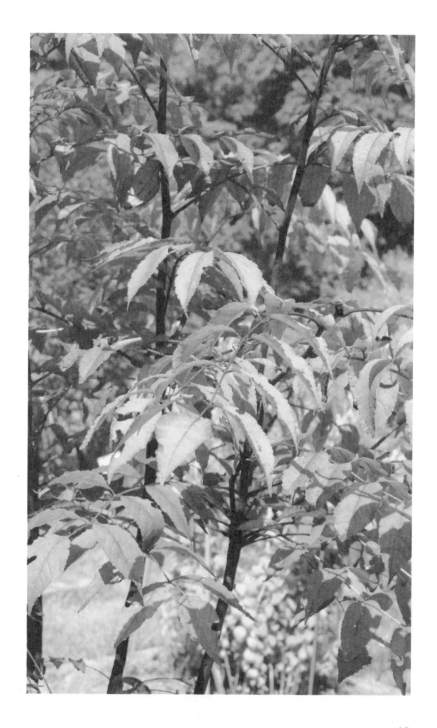

소태나무 잎을 어금니로 꼭꼭 씹어보면 바로 '퉤퉤'하고 뱉는다. 무척 쓰다. 물로 입안을 헹궈도 한 시간 넘게 입안에 쓴맛이 남아 있다. 그래서 한 번 쓴맛을 보게 되면 결코 잊어버릴 수 없는 나무다. 유대인들의 쓴 나물 먹는 풍습에 소태나무 잎을 먹는 부분도 추천하고 싶다.

소태나무과 소태나무는 낙엽 교목(喬木)이며 높이 10~15m, 지름 40cm 정도로 자란다. 잎은 어긋나며 9~13개의 작은 잎으로 구성된 우상복엽이다. 잎의 끝은 꼬리처럼 길게 뾰족하고 밑 부분은 좌우비대칭의 넓은 쐐기형이며, 가장자리에는 얕은 톱니가 있다. 꽃은 암수딴그루이며, 5~6월에 새 가지의 엽액에서 나온 취산화서에 녹황색의 꽃이 모여 달린다. 열매는 핵과(核果)로 지름 6mm가량의 광타원형으로 표면이 평활하며, 9~10월에 흑녹색~흑자색으로 익는다. 수피, 가지, 잎 등이 매우 쓴맛이 난다. 소태나무의 가을 노란 단풍 또한 아름답다.

소태나무의 목재(木材)를 '고목(苦木)'이라 하며 약용할 수 있다. 성미(性味)는 고(苦), 한(寒), 소독(小毒)이고 효능(效能)은 청열해독(清熱解毒), 조습살충(燥濕殺蟲)이며 주치증(主治症)은 폐렴(肺炎), 급성위장염(急性胃腸炎), 이질(痢疾), 담도감염(膽道感染), 창절(瘡癤), 개선(疥癬), 사충교상(蛇蟲咬傷), 습진(濕疹), 수화탕상(水火燙傷) 등이다. 민가에서는 허리가 아플 때 소태나무의 줄기를 달여 먹는다.

소태나무의 잎을 따서 씹어보면 몇 시간이나 쓴맛이 사라지지 않고 입안에 감돈다. 지독한 쓴맛을 가지고 있다. 이유는 나무의 목부에 쓴맛을 품은 콰신(Quassin), 니가키락톤 등이 함유되어 있기 때문이다. 이 물질은 잎, 나무껍질, 줄기, 뿌리 등 소태나무의 각 부분에 골고루 들어 있으며, 특히 줄기나 가지의 안 껍질에 가장 많다. 콰신 성분은 약재, 살충제,

염료로도 사용했다. 옛날 어머니들은 아이가 젖을 뗄 무렵이 되면 젖꼭지에 소태나무 즙을 발랐다. 또한 맥주의 쓴맛을 내기 위해 넣는 호프를 대신해 소태나무 잎을 갈아서 넣기도 했다. 민가에서는 나뭇가지를 솥에 넣고 끓여 그 물을 살충제로도 사용했다. 자연계 속에서 경험할 수 있는 최고의 쓴맛이다.

방광염의 증상으로 빈뇨, 잔뇨감, 혈뇨, 배뇨통, 절박 빈뇨, 수면 중 잦은 소변 증상 등이 있다. 배뇨통과 절박 빈뇨는 고충이 말이 아니다. 우리말 중 '오줌소태'라는 말이 있다. 아랫배에 소금을 뿌린 듯하거나, 쓴 한약을 먹은 것 같은 배뇨통과 절박 빈뇨를 말하는 것이다. 여기서 쓴 한약은 소태나무를 뜻한다. 아주 쓴 소태나무는 자주 매우 급박하게 소변 보는 사람과 대응된다. 매우 쓴 맛이나 어쩔 수 없는 급한 소변의(小便意)가 느껴지는 것이나 비슷하다. '오줌소태'의 소태는 소태나무를 일컫는다.

소태나무는 우리 주변에도 비교적 흔한 나무로서 소태골, 소태리 등의 지명이 들어간 지역은 소태나무가 많이 자랐던 곳이다. 소태나무는 우리나라 어디에서나 잘 자란다. 울창하게 우거진 자연림에서는 살지 않고, 밝은 숲속이나 숲 가장자리에서 빛이 많은 곳에서 잘 자란다. 한때 껍질을 벗겨 섬유로도 사용했기 때문에 주위에 큰 나무를 찾아보기가 어렵다. 경북 안동시 길안면 송사동 길안초등학교 길송분교 뒷마당에는 높이 37m, 둘레 4.7m에 이르는 소태나무가 있다. 노거수(老巨樹)다. 현재 우리나라에서 가장 크고 오래 산 나무로 알려져 있다. 마을 사람들은 이 나무를 신목(神木)이라 믿고 음력 정월보름에 동제(洞祭)를 지낸다.

국화과 씀바귀의 종류는 참 다양하다. 왕씀배, 갯씀바귀, 벋음씀바귀,

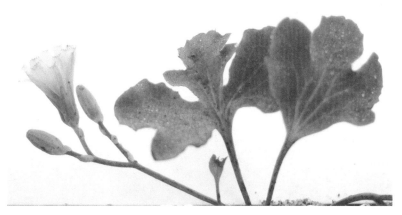

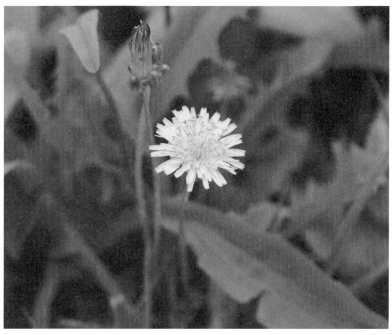

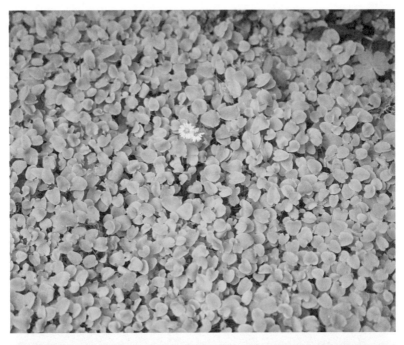

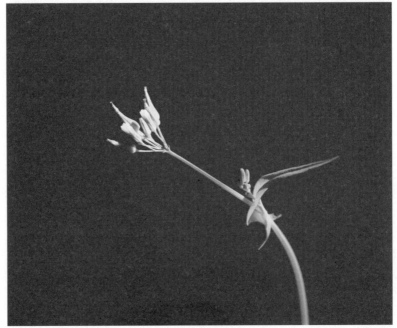

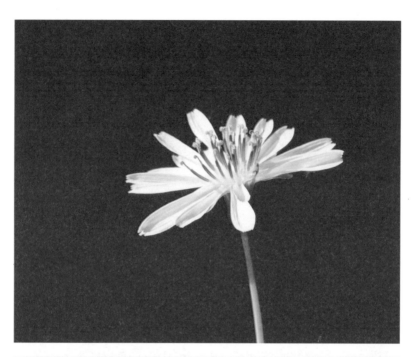

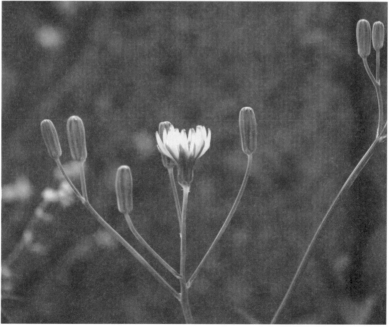

좀씀바귀, 벌씀바귀, 노랑선씀바귀, 선씀바귀, 씀바귀, 흰씀바귀, 산씀바귀 등이 있다. 이 중 씀바귀는 산과 들에서 높이 20~50cm로 자라는 다년생초본(多年生草本)이다. 줄기는 곧게 서고 자르면 흰색 즙이 나온다. 뿌리잎은 거꿀피침형이며 잎자루가 있고 줄기잎은 밑부분이 줄기를 감싼다. 5~6월에 가지 끝에 달리는 노란색 꽃송이는 5~7장의 혀꽃만으로 이루어져 있다. 총포는 좁은 원기둥 모양이다. 씀바귀는 여러 해 동안 살아가면서 땅속에 굵은 뿌리가 발달한다.

씀바귀의 전초(全草) 혹은 뿌리를 '고거(苦苣)', '고채(苦菜)'라 부르며 식용·약용한다. 고채(苦菜)의 성미(性味)는 고(苦), 한(寒)하고 효능(效能)은 청열해독(淸熱解毒), 소종배농(消腫排膿), 량혈지혈(凉血止血)이며 주치증(主治症)은 장옹(腸癰), 폐농양(肺膿瘍), 폐열해수(肺熱咳嗽), 장염(腸炎), 이질(痢疾), 담낭염(膽囊炎), 인후종통(咽喉腫痛), 창절종독(瘡癤腫毒), 음낭습진(陰囊濕疹), 토혈(吐血), 육혈(衄血), 혈붕(血崩), 질타손상(跌打損傷) 등이다.

씀바귀의 고미(苦味)는 Cynaroside 같은 화학성분을 함유하고 있기 때문이다. 공기 중에 노출되면 검어진다. 시간 지난 씀바귀 반찬이 검어지는 이유다. 상추도 마찬가지다. 따라서 씀바귀를 쓴 상추, 고거(苦苣)라고 부른다. 고채는 '고도(苦荼)'라고도 하며 이것이 '고독바기'가 되고 다시 '고들빼기'가 되었다. 신라시대에는 쓴 차(茶)를 많이 마셨다. 조상에 제를 올릴 때도 차로 했다. 그래서 차례(茶禮)라 한다. 차(茶)자가 씀바귀 도(荼)자다. 씀바귀를 덖어 차(茶)로 먹었던 민족이 우리다.

국화과 '머위'는 산과 들의 습한 곳에서 높이 10~40cm로 자라는 다년생초본(多年生草本)이다. 4월 잎이 나오기 전에 꽃줄기 끝에 연노란색

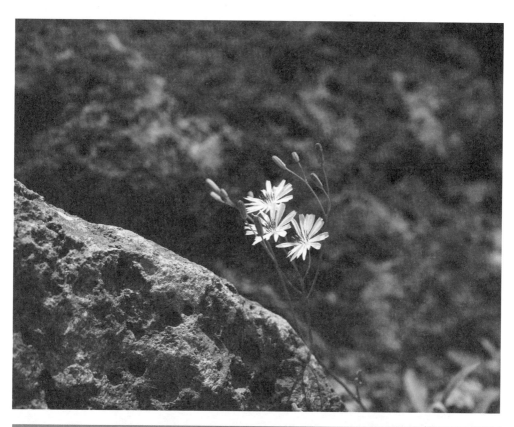

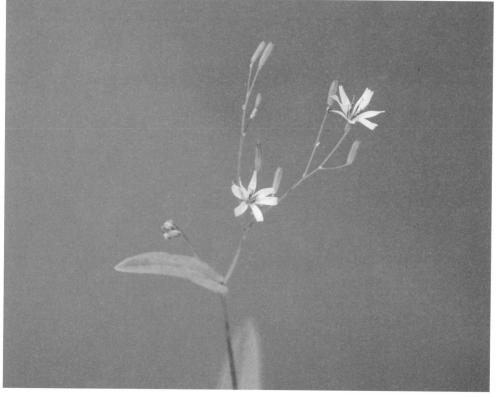

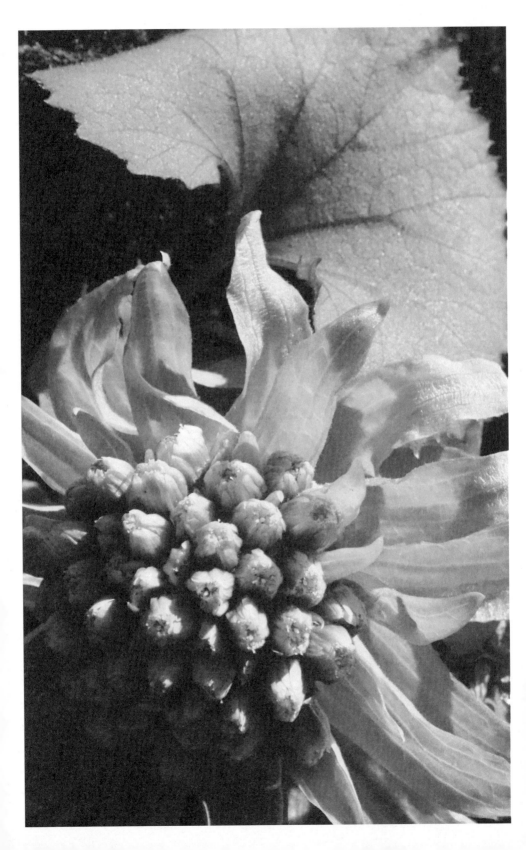

꽃이 둥글게 모여 핀다. 머위는 암수딴그루이다. 수꽃은 하나하나가 작은 꽃이며 씨를 남기지 않고 시들어 버리는 반면 암꽃은 수꽃에 비해 가늘고 작으며 씨가 되는 꽃과 꽃꿀을 분비하는 꽃이 따로 있다. 또한 솜털이 붙은 씨를 많이 남긴다. 뿌리잎은 둥근 콩팥형이며 너비가 15~30cm이다. 잎 양면에 털이 있으며 가장자리에 불규칙한 치아 모양의 톱니가 있다.

남쪽 지방에서는 '머위'를 '머구'라고도 한다. 머위의 근경(根莖) 및 전초(全草)를 '봉두채(蜂斗菜)'라 하며 식용·약용한다. 봉두채(蜂斗菜)의 성미(性味)는 고(苦), 신(辛), 량(凉)이고 효능(效能)은 청열해독(淸熱解毒), 산어소종(散瘀消腫)이며 주치증(主治症)은 유선염(乳腺炎), 옹종정독(癰腫疔毒), 사충교상(蛇蟲咬傷), 질타손상(跌打損傷), 편두통(偏頭痛) 등이다. 머위 잎을 데쳐 쌈으로 먹어도 좋고 머위 대를 들깨로 무쳐 먹어도 아주 맛있다. 그리고 잎몸은 염료로 이용한다. 적은 양으로도 물이 잘 들고 매염제에 반응이 뛰어나다.

국화과 고들빼기에는 왕고들빼기, 가는잎고들빼기, 이고들빼기, 두메고들빼기, 고들빼기, 까치고들빼기 등이 있다. 고들빼기는 산과 들의 풀밭에서 높이 30~80cm로 자라는 두해살이풀이다. 줄기는 자줏빛이 돌며 털이 없다. 뿌리잎은 긴 타원형이며 잎몸이 빗살처럼 갈라진다. 줄기잎은 긴 달걀형이며 밑 부분이 줄기를 감싼다. 5~9월에 가지 끝에 여러 개의 노란색 꽃송이가 달린다. 꽃송이는 지름 1.5cm정도이고 모두 혀꽃이다.

고들빼기라는 이름을 가진 것 중 제일 큰 왕고들빼기는 잎이 어긋나고 잎몸이 깃꼴로 깊게 갈라지며 뒷면은 분백색이다. 8~9월에 줄기의 원뿔

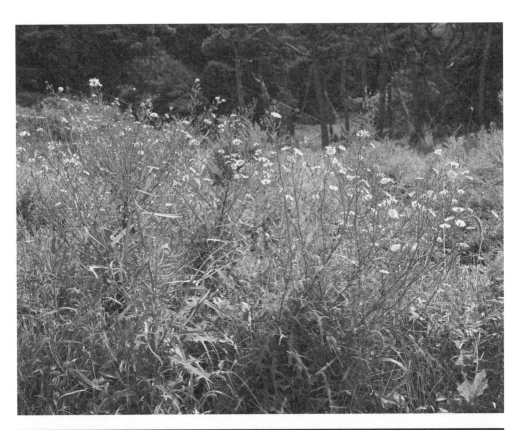

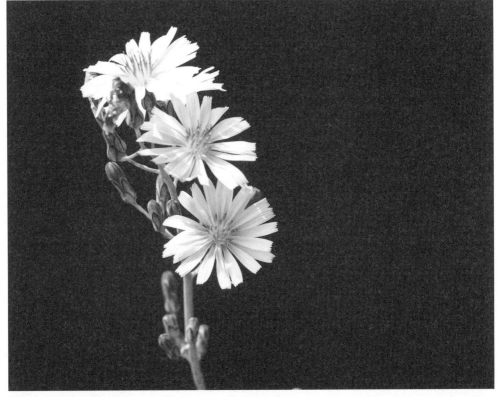

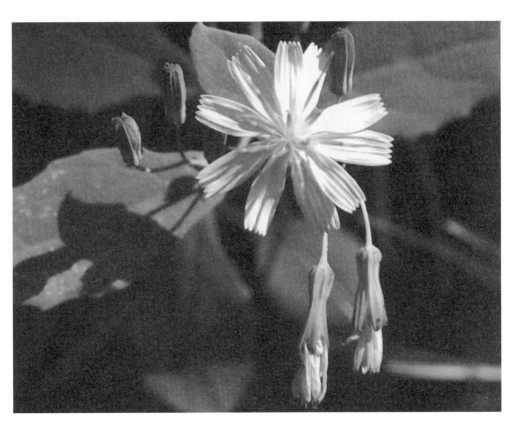
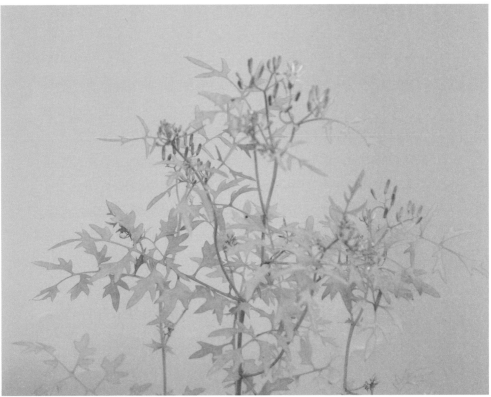

꽃차례에 연노란색 꽃이 핀다. 한해살이면서 약 2m까지 신속하게 성장하는 왕고들빼기는 줄기 속이 비어 있어 덩치에 비해 가벼운 편이다. 온난한 곳에서는 가을에 발아(發芽)하여 로제트잎으로 월동하고 이른 봄부터 왕성하게 성장한다. 우리 민족은 '아주 쓴 뿌리'를 고돌채(苦葵菜)라 했고 잎과 뿌리를 김치 담가 먹었고, 고추장에 박아 장아찌로도 만들어 먹었다. 이 왕고들빼기가 고돌채(苦葵菜)다.

왕고들빼기의 전초(全草) 혹은 뿌리를 산와거(山萵苣)라 부르며 식용·약용한다. 성미(性味)는 고(苦), 한(寒)하고 효능(效能)은 청열해독(淸熱解毒), 활혈지혈(活血止血)이며 주치증(主治症)은 편도선염(扁桃腺炎), 자궁경염(子宮頸炎), 산후어혈작통(産後瘀血作痛), 붕루(崩漏), 치창하혈(痔瘡下血), 창절종독(瘡癤腫毒) 등이다.

산나물이 좋다고 요즘 많은 사람들이 채취하러 산에 오른다. 그들은 얕은 지식으로 좋다는 산나물을 마구 채취하여 효소를 담근다고 한다. 설탕을 반(半) 넣고 만드는 것이 과연 옳은가? 효소가 건강에 좋을지도 의문이다. 진정으로 나물을 채취하는 고수는 고수가 지나간 자리에 나물 채취한 흔적이 안 보이는데 하산해 보면 망태기에 많은 나물이 들어 있다. 솎아주듯이 채취하는 것이다. 무분별한 많은 채취는 절대 안 된다. 모든 이가 꼭 주지(主知)해야겠다. 그리고 주의사항은 초오 싹이나 독버섯은 절대 채취하면 안 된다. 초오 싹과 독버섯을 조금이라도 먹으면 급격히 저혈압이 되고 어지러우며 호흡곤란이 와 생명이 위독할 수 있다. 아는 약초, 아는 버섯만 먹어야 한다.

99가지 약초나 버섯을 잘 먹고, 한 가지를 잘못 먹으면 낭패다. 주로 봄철에 흔히 먹는 나물로 씀바귀, 고들빼기, 머윗잎이 있다. 씀바귀의 한 종류인 속새도 있다. 속새 파김치를 담가 먹으면 쌉싸름한 맛이 식욕을 돋우어 봄철의 최고의 반찬이 된다. 속새뿌리를 닭백숙 배에 넣어 먹어도 좋다. 겨우내 몸이 움츠러들고 내열(內熱)이 축적된 상태에서 종기(腫氣)가 잘 생기고 각종 염증(炎症)이 생기는데 쓴 나물의 청열해독(淸熱解毒) 작용이 염증 제거에 좋은 역할을 한다.

다양한 나물 반찬을 먹어야 항산화작용으로 건강하게 지낼 수 있다. 쌉싸름한 봄나물은 식욕을 촉진하고 면역력 향상에 도움을 준다. 쓴 나물 먹는 어린이가 단 것만 좋아하는 아이보다 똑똑하고 건강하게 자란다.

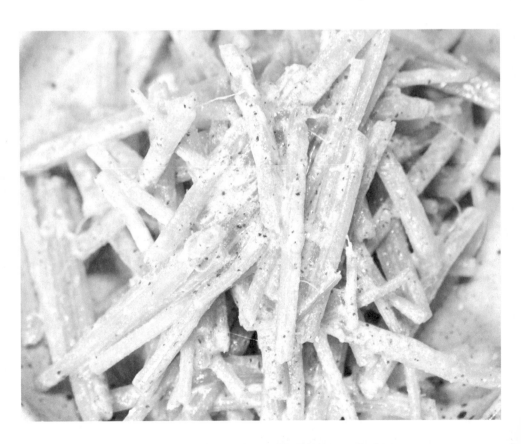

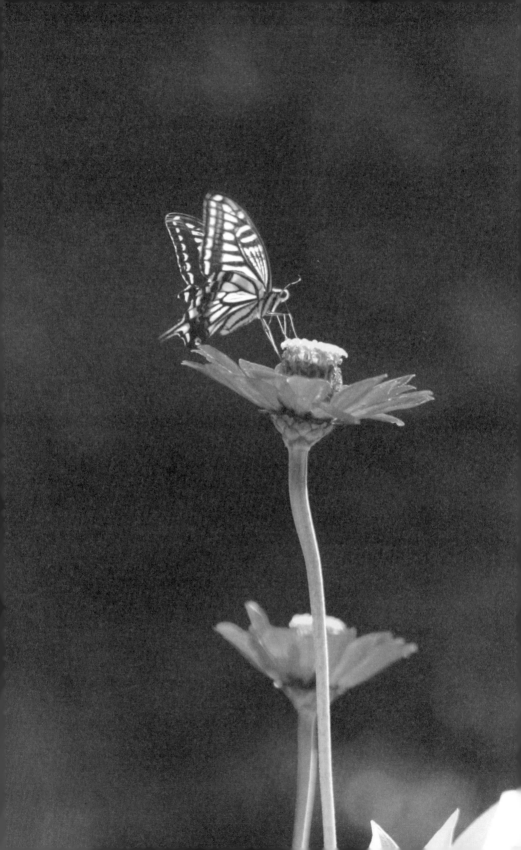

6. 백일홍

일반적으로 백일홍하면 초본(草本)인 백일홍 꽃을 이야기하지만 지방에 따라 특히 전라북도 사람들은 목본(木本)인 배롱나무를 지칭한다. 알아보자.

국화과 '백일홍'은 멕시코 원산(源産)의 일년초(一年草)로써 관상용(觀賞用)으로 널리 재배하고 있으며 높이 60~90cm이다. 잎은 마주 보고 엽병(葉柄)이 없으며 긴 난형이고 끝이 뾰족하다. 밑 부분은 원줄기를 감싸고 전체에 털이 있어 다소 거칠며 가장자리가 밋밋하다. 꽃은 6~10월에 피며 화기(花期)가 길어 백일홍(百日紅)이란 이름이 생겼다. 꽃의 색은 녹색 및 하늘색을 제외한 가지각색이다. 백일홍은 본래 보잘 것 없는 잡초(雜草)였으나 전 세계 여러 화예가들에 의해 우수한 화훼로 거듭 태어났다. 지금은 높이 10~20cm의 다양한 개량종 백일홍도 심고 있다. 야생화를 개량한 좋은 본보기의 한 예이다.

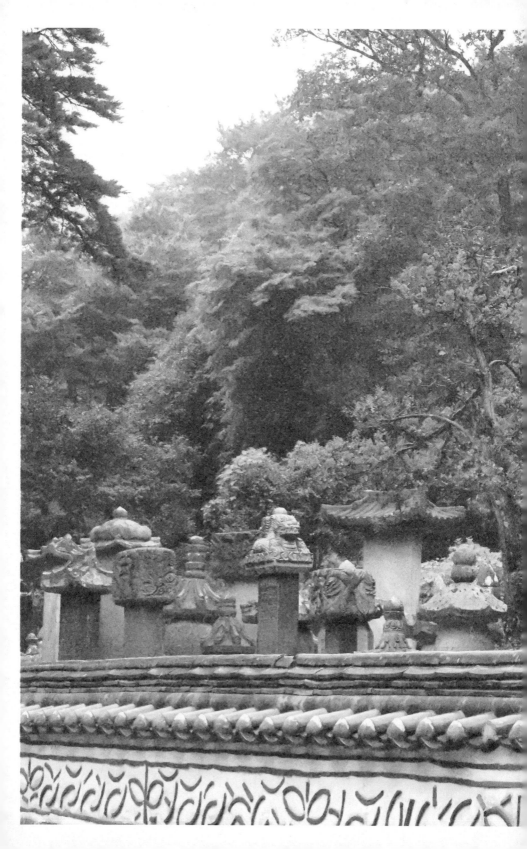

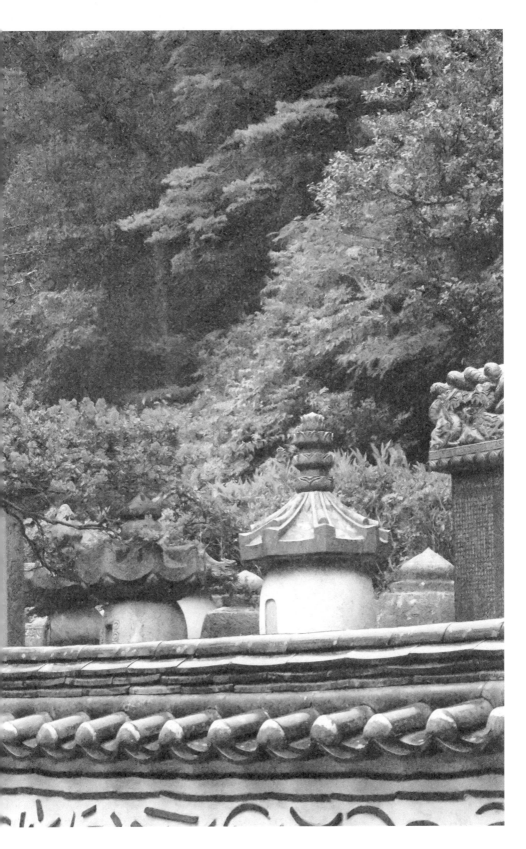

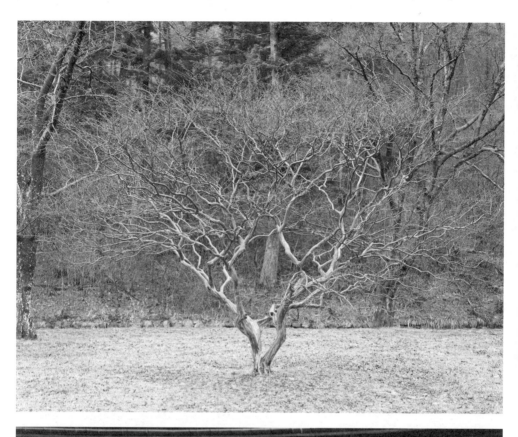

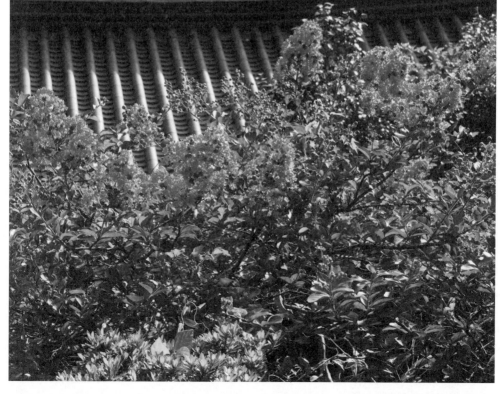

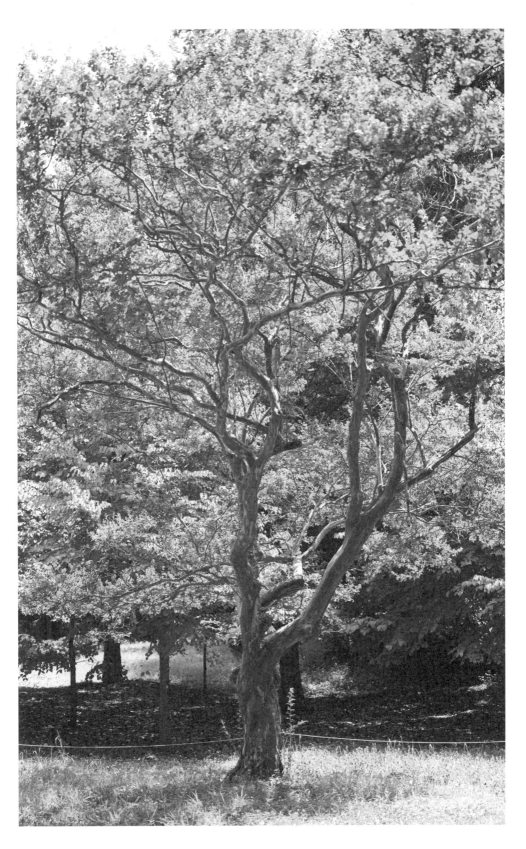

부처꽃과 '배롱나무'는 중국 원산의 낙엽 소교목(小喬木)으로 높이 3~7m 지름 30cm 정도로 자란다. 수피(樹皮)는 연한 홍자색이고 얇게 벗겨지며 오래되면 노각나무처럼 불규칙하게 조각으로 떨어진다. 잎은 어긋나며 길이 2.5~7cm의 도란상 장타원형이다. 특이하게 2장씩 어긋나게 달린다. 꽃은 분홍색 혹은 흰색으로 핀다. 화기(花期)가 7월에서 9~10월까지로 길어 백일홍(百日紅) 또는 목백일홍(木百日紅)이라 한다. 열매는 삭과(蒴果)로 길이 7mm정도이며 구형이다. 10~11월에 익으며 6갈래로 갈라진다. 종자는 길이 4~5mm이고 날개가 있다.

배롱나무는 한자 백일홍(百日紅)을 우리말로 바꾼 것이다. 근데 배롱나무의 꽃이 100일 동안 피는 것은 아니다. 대부분의 나무의 꽃이 100일을 넘기지 못하는 것과 비교하면 배롱나무의 꽃은 여름 내내 피어 거의 100일간 볼 수 있다. 꽃은 한 송이에서 오랫동안 피는 것이 아니라 수많은 꽃이 원추상의 꽃차례를 이루어 차례로 핀다. 대부분의 꽃들은 꽃대마다 거의 동시에 피는 경향이 있으나 배롱나무 꽃은 아래서부터 위까지 꽃이 피는데 몇 달이 걸린다. 꽃잎은 6~7장이고 모두 오글쪼글 주름이 잡혀있다. 주름 꽃잎은 배롱나무만의 특허품이다. 일반적으로 분홍색으로 피지만 흰색으로 피는 배롱나무도 있다. 또한 배롱나무를 자미화(紫微花)라 부르기도 한다. 당나라 장안의 자미성에서 많이 심었기 때문이다. 미(微) 자(字)는 배롱나무를 뜻한다.

'백일홍나무'는 세월이 지나면서 '배기롱나무'로 변했다가 지금의 '배롱나무'로 변했다. 배롱나무를 때로는 '간지럼나무'라 부르기도 한다. 손톱으로 나무를 긁으면 모든 가지가 움직여 간지럼 타는 듯하다 해서 붙여진 이름이다. 파양수(爬癢樹)다. 제주도에서 이 나무를 '저금 타는 낭'이라 부르는 것도 간지럼 타는 나무라는 뜻이다. 하지만 이런 현상은 착

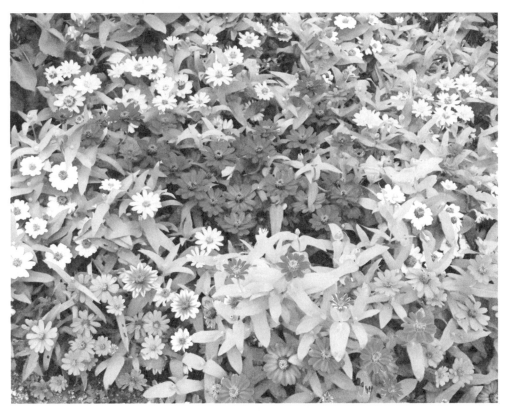

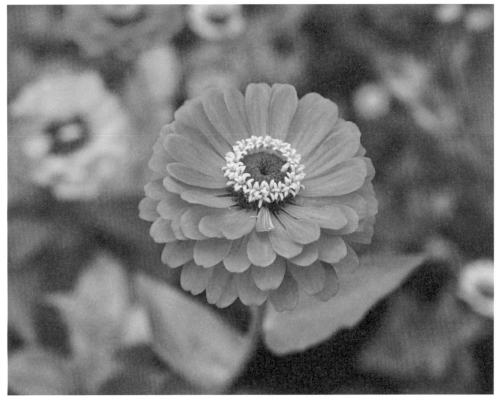

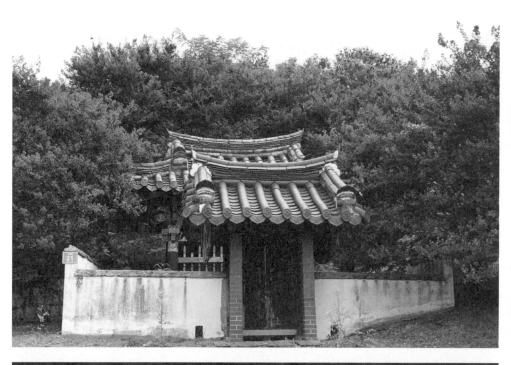

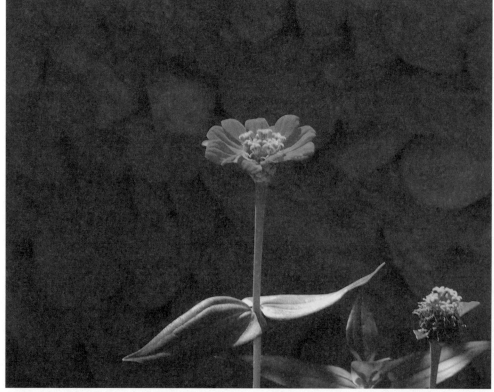

각일 수 있다. 식물에는 작은 자극을 일일이 전달해 줄 만한 발달된 신경 세포가 아예 없다. 그런데 간지럼 태우면 먼 쪽의 가지와 잎이 흔들린다. 필자가 시도해 봤는데 확실히 흔들렸다.

일본에서는 '사루스베리'라 하는데 이는 '원숭이가 미끄러지는 나무'라는 뜻이다. 이 나무껍질이 매우 매끈하여 붙여진 이름이다. 그래서 '후랑달수(猴郞達樹)'란 이름도 있다. 조상들은 배롱나무를 무덤가나 위패를 모신 사당 근처에 많이 심었다. 이는 다른 나무와 달리 껍질이 없다. 겉과 속이 같은 나무다. 배롱나무의 붉은 꽃의 붉은 마음과 표리부동(表裏不同)하지 않는 줄기를 충절(忠節)로 생각해서다. 그리고 배롱나무 잎에는 타닌 성분이 많아 철을 매염제로 하여 흑갈색으로 염색할 수 있다.

우리나라 배롱나무 명소는 많은 편이다. 자미탄(紫薇灘)으로 알려진 소쇄원, 석영정 등 조선시대 문인들의 정자가 밀집해 있는 광주천의 옛 이름이 '배롱나무 개울'이다. 그리고 담양 후산리 명옥헌에는 키 4~10여 미터, 줄기 둘레 30~150cm의 고목 100여 그루가 모여 우리나라에서 가장 아름다운 배롱나무 숲을 만들고 있다. 그 외 강진 백련사, 고창 선운사, 경주 서출지 등도 배롱나무 명소이다. 그리고 미국 항공우주국(NASA)의 우주인 스콧 켈리가 1년 넘게 국제우주정거장에 머물렀는데 그는 그때 백일홍을 꽃피웠다. 지구 밖에서 핀 첫 번째 꽃이 백일홍이다.

두 식물은 초본(草本)과 목본(木本)으로 다르지만 여름 내내 꽃을 볼 수 있어 백일홍(百日紅)이다.

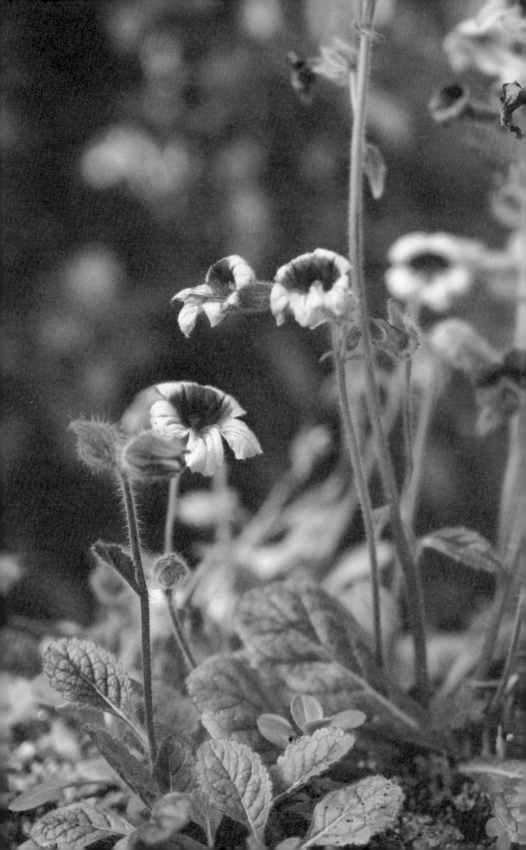

7. 구증구쇄(九蒸九晒)

초등학교 때 한약방 집 아들이 친구였다. 친구는 주머니에서 가끔 숙지황(熟地黃)을 꺼내 먹었다. 나도 줬었다. 숙지황(熟地黃)은 달착지근하고 맛있었다. 둘 다 입 주변과 이빨이 새까맣게 되었다. 어느 날은 감초(甘草)와 산수유(山茱萸)도 조금 씹었다. 친구 덕에 말린 오징 어 씹듯 한약재를 먹었다. 친구는 나만 많이 줬다. 그리고 숙제 같이 하 자고 집으로 나를 데려갔다. 친구 집에는 평상(平床)에 여러 종류의 한약 재가 널려 있었다. 조금 전에 먹었던 구증구쇄(九蒸九晒)한 숙지황(熟地 黃)도 널려 있었다. 구증구포(九蒸九暴)한 숙지황(熟地黃)이 아니다.

한약재를 인체에 유용하도록 가공 처리하는 일련의 과정을 수치(修治) 혹은 법제(法製)라 한다. 수치(修治)한 약재는 처음 약재에 비해 약성(藥 性)이 변한다. 따라서 한의사의 처방 운용의 폭은 넓어진다. 1가지 한약 재를 수치(修治)에 따라 3가지 약재로 운용할 수 있다. 대표적인 한약재 가 지황(地黃)이다. 지황(地黃)은 현삼과(玄蔘科) 식물로 지황의 뿌리를 말하는데 가공하지 않은 상태의 뿌리를 생지황(生地黃), 말린 것을 건지황(乾地黃), 구증구쇄(九蒸九晒)한 것을 숙지황(熟地黃)이라 한다. 약성(藥性)은 다 다르다.

지황(地黃)을 하(芐), 기(芑), 지수(地髓)라고도 한다. 지황의 생 뿌리를 물에 담가서 물에 뜨는 것을 천황(天黃), 반쯤 뜨고 반쯤 가라앉는 것은 인황(人黃), 완전히 가라앉는 것을 지황(地黃)이라 하였다. 물에 가라앉는 것이 좋고, 반쯤 가라앉는 것이 다음이며, 물에 뜨는 것은 좋지 않다. 가라앉는 것이 귀한 약이므로 밑으로 가라앉을 하(下)라고 부르다가 하(芐)로 변했다. 그래서 지황(地黃)을 하(芐)라 한다.

현삼과(玄蔘科) '지황(地黃)'은 중국원산의 다년생초본(多年生草本)으로 전체에 짧은 털이 있으며 뿌리는 굵고 옆으로 뻗으며 갈색(褐色)이다, 근생엽(根生葉)은 총생(叢生)하고 긴 타원형이며 표면에 주름이 있고 뒷면은 맥이 튀어나와 그물처럼 되며 가장자리에는 둔한 톱니가 있다. 화경(花莖)은 15~18cm이고 꽃은 6~7월에 홍자색(紅紫色)으로 핀다. 원줄기, 화경, 꽃받침 및 화관에 선모(腺毛)가 많다.

'생지황(生地黃)'은 지황의 신선괴근(新鮮塊根)을 말한다. 혹자는 선지황(鮮地黃)이라고도 한다. 성미(性味)는 감(甘), 고(苦), 한(寒)이고 귀경(歸經)은 심(心), 간(肝), 신경(腎經)이다. 효능(效能)은 청열량혈(淸熱凉血), 생진윤조(生津潤燥)이며 주치증(主治症)은 급성열병(急性熱病), 고열신혼(高熱神昏), 반진(斑疹), 진상번갈(津傷煩渴), 토혈(吐血), 육혈(衄血), 붕루(崩漏), 변혈(便血), 구설생창(口舌生瘡), 인후종통(咽喉腫痛), 노열해수(勞熱咳嗽), 질타손상(跌打損傷), 옹종(癰腫) 등이다. 그리고 지황을 다룰 때 구리나 철로 된 도구를 쓰지 않는다.

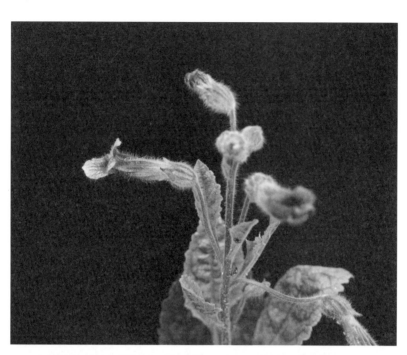

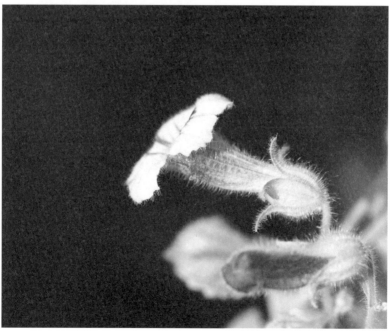

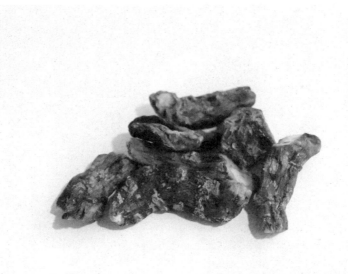

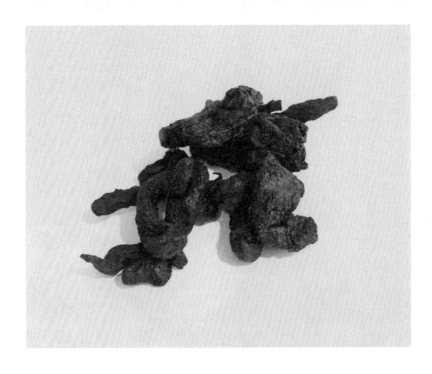

'건지황(乾地黃)'은 지황의 근경(根莖)을 말린 것이다. 성미(性味)는 감(甘), 고(苦), 량(凉)이고 귀경(歸經)은 심(心), 간(肝), 신경(腎經)이다. 효능(效能)은 보음(補陰), 보혈(補血), 량혈(凉血)이며 주치증(主治症)은 혈허발열(血虛發熱), 노상해수(勞傷咳嗽), 토혈(吐血), 붕중(崩中), 경계심통(驚悸心痛), 조경(調經), 안태(安胎), 악혈불하(惡血不下), 혈허내열(血虛內熱) 등이다.

'숙지황(熟地黃)'은 지황의 근경(根莖)을 황주(黃酒)로 반(拌)하여 구증구쇄(九蒸九晒)한 제품(製品)이다. 성미(性味)는 감(甘), 미온(微溫), 무독(無毒)이고 귀경(歸經)은 간(肝), 신경(腎經)이다. 효능(效能)은 보혈(補血), 자음(滋陰)이며 주치증(主治症)은 월경부조(月經不調), 골증(骨蒸), 조열(燥熱), 도한(盜汗), 소갈(消渴) 등이다. 대표적인 처방으로 육미지황환이 있다.

한약재를 채취하여 말릴 때는 그늘에 말리는 음건(陰乾), 반음반양(半陰半陽)으로 말리는 약재가 있고, 보통 햇볕에 말리는 쇄건(晒乾), 맹렬한 햇볕에 말리는 포건(暴乾) 혹은 폭건(曝乾)이 있다. 숙지황의 수치법을 살펴보면서 건조 시 햇볕의 상태를 알아보면 다음과 같다. 숙지황의 수치법은 건지황(乾地黃)에 황주(黃酒) 30%를 반화(拌和)하여 증기(蒸器) 중(中)에 넣고 증(蒸)하여 내외(內外)가 흑윤(黑潤)되었을 때 꺼내서 쇄건(晒乾)한다. 혹은 건지황(乾地黃)을 증기(蒸器) 중(中)에 넣고 8시간 정도 증(蒸)한 후, 1숙(宿)하였다가 이튿날 번과(翻過)하여 재차 4~8시간 증(蒸)하였다가 다시 1숙(宿)하여 꺼내서 80% 정도 햇볕에 말린다. 이와 같이 반복하기를 아홉 번 한다. 이때의 햇볕은 강렬한 햇볕이 아니어도 된다. 혹자는 한반도의 날씨 중 7월 말에서 8월 초의 강렬한 햇볕이어야만 숙지황(熟地黃)이 되는 줄 아는데 그렇지 않다.

지황을 재배한 밭에서 캐는 시기가 가을이어서 숙지황 법제(法製) 시기는 주로 늦은 가을이다. 필자는 가을에 지황을 캐서 경옥고(瓊玉膏)를 늦은 가을에 만든다. 경옥고의 주재료 중 생지황(生地黃)이 있기 때문이다. 장마 끝나고 강렬한 햇볕에 말리는 숙지황을 구증구포(九蒸九暴)라 한다. 그냥 햇빛 좋을 때 말리는 법제법은 구증구쇄(九蒸九晒)이다. 포(暴)는 사나울 포로 강렬한 햇볕에 말리는 것을 말하고, 쇄(晒)는 보통 햇볕에 쬐어 말리는 것을 말한다. 따라서 앞으로 구증구포(九蒸九暴)보다는 구증구쇄(九蒸九晒)라는 용어를 주로 써야 한다.

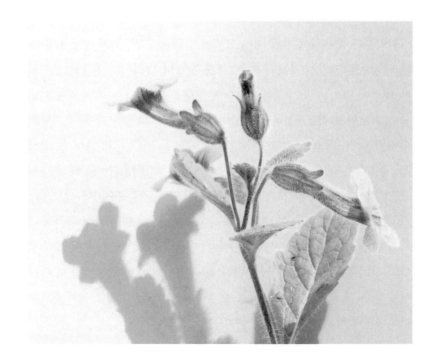

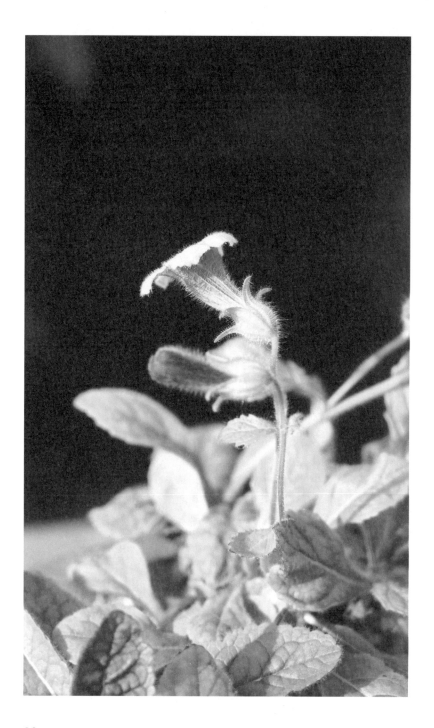

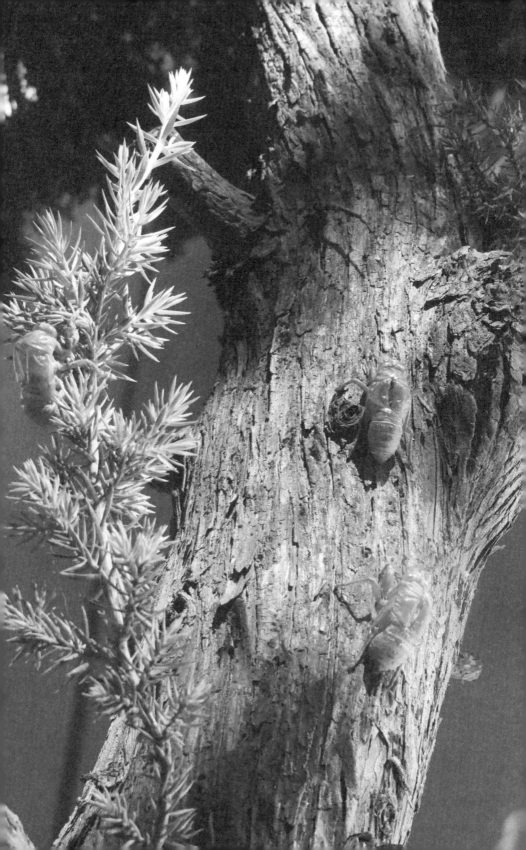

8. 선태(蟬蛻)

본초명(本草名) 중 선태(蟬蛻)가 있다. 이는 매미과(科)에 속한 곤충인 참매미·말매미 등의 우화(羽化) 후(後)의 태각(蛻殼)을 말한다. 즉 매미의 허물이다. 선태(蟬蛻)의 성미(性味)는 감(甘), 함(鹹), 량(凉), 무독(無毒)이고 귀경(歸經)은 폐(肺), 간경(肝經)이다. 효능(效能)은 산풍열(散風熱), 투진(透疹), 이인후(利咽喉), 퇴목예(退目瞖), 해경(解痙)이며 주치증(主治症)은 오한발열(惡寒發熱), 해수(咳嗽), 풍진(風疹), 피부소양(皮膚瘙痒), 인후종통(咽喉腫痛), 실음증(失音證), 목적종통(目赤腫痛), 소아경풍(小兒驚風) 등이다.

매미과(科)의 매미는 우리나라에 12속(屬) 18종(種)이 있다. 그 중 우리 주변에 있는 메타세쿼이아나무나 서양 산딸나무에서 '유지매미'의 허물을 종종 보게 되며, 서나무·졸참나무·왕벚나무 등에서 '털매미'의 허물을 볼 수 있다. 참매미나 말매미는 쑥대나 참나무류에서 많이 볼 수 있다. 그 외 선태는 다양한 식물에서 볼 수 있다.

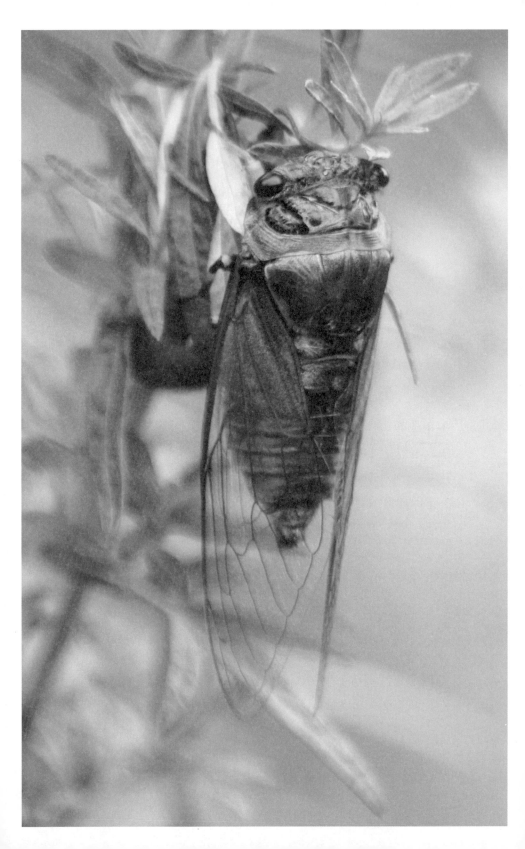

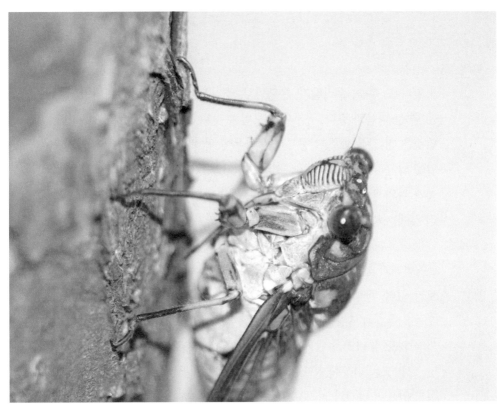

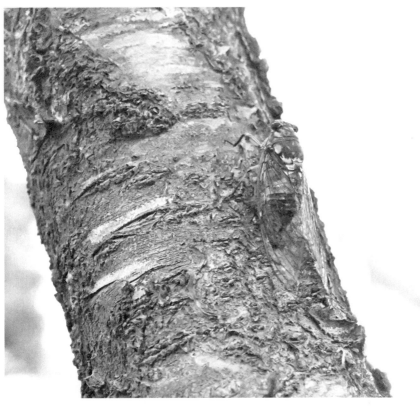

향나무, 우슬, 수리딸기, 은행나무, 소나무, 원추리 등등. 매미의 생태(生態)는 다음과 같다. 꽁무니를 보면 수컷은 둥그렇고 암컷은 뾰족하다. 암컷은 침 같은 뾰족한 꽁무니를 나무에 팍 박아서 흠집을 내고 거기에 알을 낳는다. 군데군데 4~6개씩 총 300알 정도 낳는다. 그 곳에서 애벌레가 나와 땅으로 내려와서 자란다. 애벌레는 아무 땅이 아니라 나무뿌리 옆에 자리를 튼다. 제대로 자리를 틀기까지 1년 정도 걸린다.

애벌레가 4령 정도 되면 눈이 생기는데 땅 속이라 눈은 보이지 않아 쓸모가 없다. 애벌레는 나무뿌리의 수액을 빨아먹으면서 자란다. 그리고 오줌을 누는데 5령쯤 되면 오줌을 흙이랑 다져서 자기 집을 만든다. 건기가 와도 무너지지 않게 튼튼하게 짓는다. 7령쯤 되면 땅 밖으로 나온다. 그리고는 나무에 붙어서 목 뒤쪽부터 허물을 벗고 나온다. 2~3시간 정도 있으면 날개가 펴지고 마르면 날아간다.

몇 년을 땅속에 있다가 처음 날 때 근처에는 호랑거미가 줄을 치고 있는 경우가 많아 우화(羽化) 되자마자 바로 죽는 경우가 많다. 또 붉은긴꼬리멸구 같은 곤충이 매미알 속에 자기 알을 낳아 매미알을 먹고 자라게 하기도 한다. 이런 천적들이 있어 매미의 일생은 무척 힘들다. 힘들게 땅 속에서 사는 시간이 3~15년이고, 보통 7년이다. 이렇게 오래 땅속에 살고 성충이 되어서 2~3주 산다. 그 동안 수컷매미는 요란하게 운다. 암컷을 찾기 위해 '매우' 무척 세게 울어 짧은 기간에 암컷을 찾아 종족번식의 본분을 다하고 죽는다. 천적한테 잡아먹힐 수 있는데도 엄청 운다. 그래서 매미가 우는 걸 빗대서 '매우'라 한다.

매미를 선(蟬)이라 하는데 벌레 충(虫)에 단(單)자로 조합된 것이다. 단(單)은 땅의 기운을 다 끌어안고 있는 것이고 외로운 상태를 일컫는다. 7

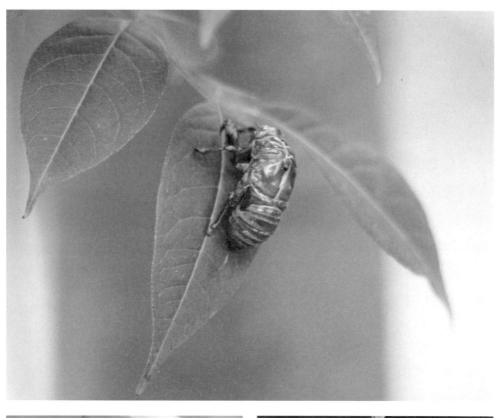

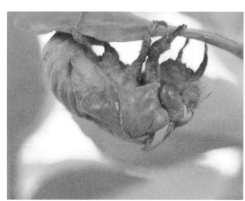

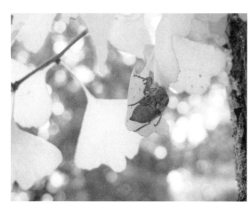

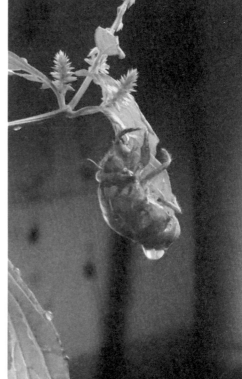

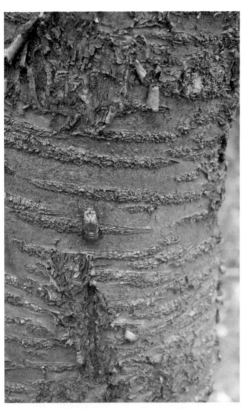
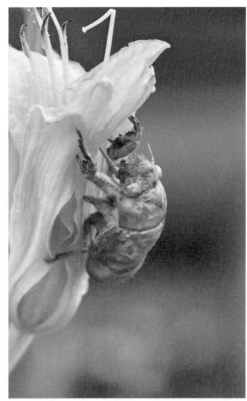
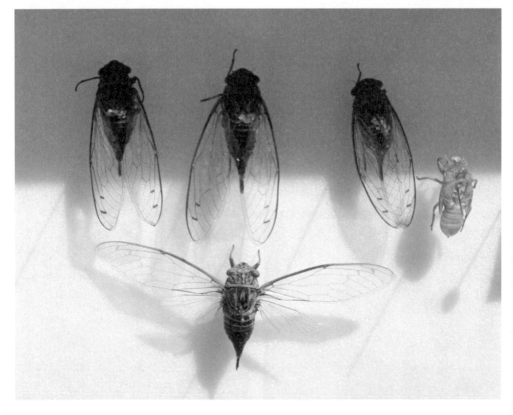

년 동안 인고의 세월을 지내고 있는 것이 단(單)이고 거기에 벌래 충(虫)이 조합되어 선(蟬)이 된다. '태(蛻)'자는 태(兌)자의 허물에 벌레 충(虫)자의 조합이다. 나무뿌리의 수액을 먹으면서, 인고의 세월을 지내고 탈피된 껍질에 안쓰러움이 느껴진다. 현대인들은 생활의 편리성 때문에 인스턴트, 배달음식, 튀김 등을 많이 먹어 피부에 병(病)이 다발한다. 그런 피부병(皮膚病)에 신선한 나무의 수액과 좋은 땅의 기운을 주면 좋아진다. 따라서 선태(蟬蛻)를 피부병에 응용한다.

요즘 매미가 예전보다 많아졌다. 매미 유충의 천적(天敵)이 두더지고, 성충의 천적이 새 종류인데 도시화, 환경파괴로 매미는 천적 없이 크게 증가하고 있다. 또한 매미의 울음소리는 매우 크다. 박상훈 님의 동시 『칠월』에 이런 표현이 있다. '뭉게구름 뭉게뭉게 피어오르면 매미가 분수처럼 쏴아 울어대고 아이들은 푸른 나무 그늘을 찾아 모여든다.' 크게 우는 매미를 분수가 뿜어내는 물로 그리고 있다. 요즘 매미는 가로등과 도시의 불빛으로 밤낮을 구별 못해 밤에도 운다. 원래 매미는 밤에 울지 않았다. 밤낮으로 울어대는 매미소리에 피곤하다.

임금이 평상시 집무를 볼 때 썼던 모자인 익선관(翼蟬冠)이라는 명칭에는 매미가 들어간다. 선조들은 매미의 일생(一生)에 높은 점수를 주었음을 알 수 있다. 충분한 음기(陰氣)를 기르고 양(陽)의 세상에 나오는 매미의 일생에 높은 점수를 준 것이 틀림없다. 밤에도 우는 매미 때문에 잠 못 자는 도시에 살고 있지만 오랜 시간 땅속에 살다가 2주 정도 밖에서 살다 죽는 우는 매미에게 나는 소음공해(騷音公害)라고 불평하지 못하겠다.

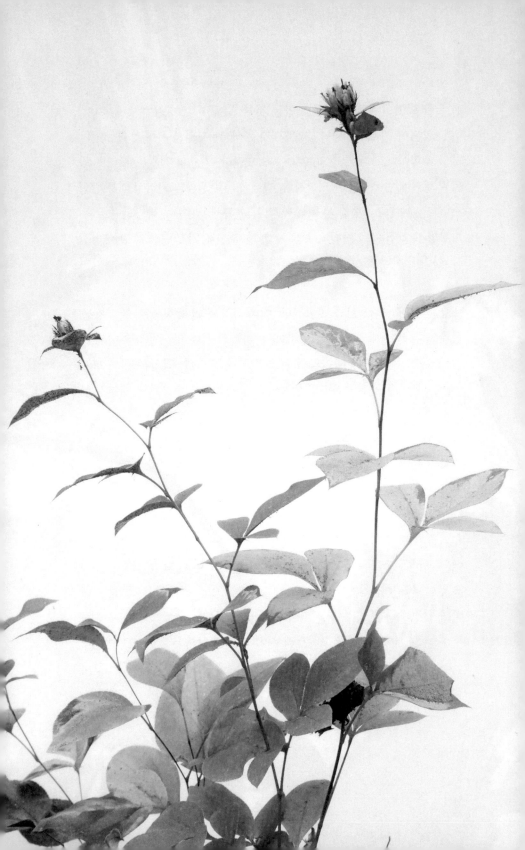

9. 출(朮)

산에서 흔히 볼 수 있는 약초 중 '삽주'가 있다. 예부터 많은 사람들의 위장병(胃腸病)을 고치는데 응용한 한의원의 주요 약재이다. 한의사는 삽주의 뿌리를 백출(白朮)·창출(蒼朮)로 구별하여 처방한다. 똑같은 식물의 뿌리인데 2종류로 나누어 처방한다. 다른 약효를 기대하면서 응용한다.

삽주 뿌리는 옆으로 뻗어가는 근경(根莖)인데 전분이 많아 비후한 부분과 섬유질이 많으며 거칠고 가는 부분이 있다. 잘랐을 때 단면이 희며 약간 누런색이고 비후한 부분이 많은 뿌리 부분을 백출(白朮)이라 하고, 섬유질이 많은 거친 부분을 창출(蒼朮)이라 한다. 혹자는 백출이 많이 나오는 삽주를 '흰삽주', 창출이 많이 나오는 삽주를 '삽주'라 구별하기도 한다. 중국에서는 백출의 근경(根莖)을 백출(白朮), 모창출(茅蒼朮), 북창출(北蒼朮) 관창출(關蒼朮)의 근경(根莖)을 창출(蒼朮)로 정의한다. 그러나 일반적으로 '삽주'에서 백출(白朮)·창출(蒼朮)이 나온다.

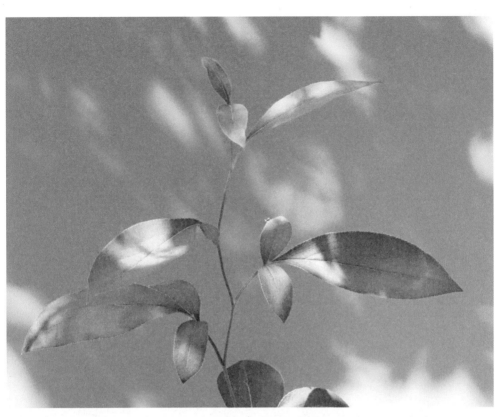
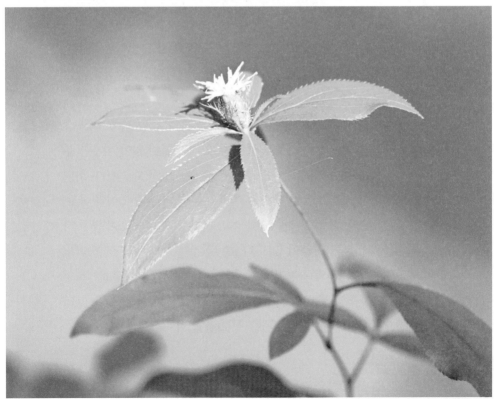

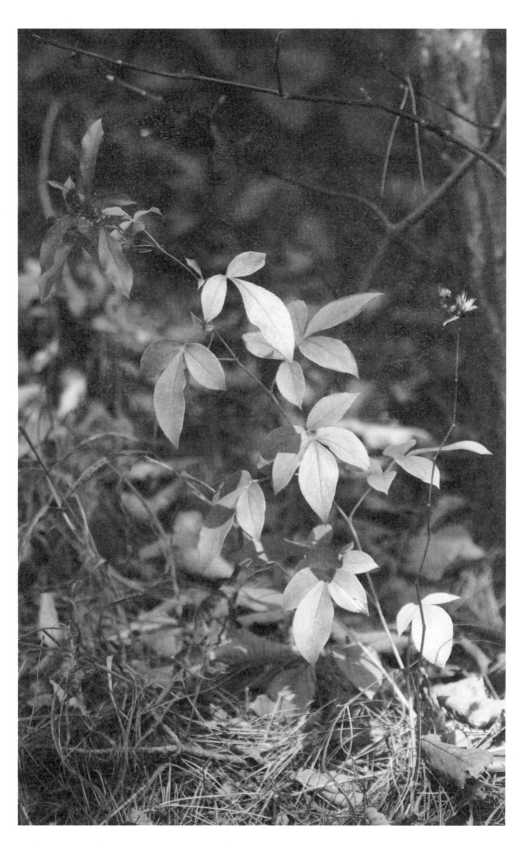

국화과 다년생초본(多年生草本)인 흰삽주의 괴근(塊根)을 백출(白朮)이라 한다. 성미(性味)는 감(甘), 고(苦), 미온(微溫), 무독(無毒)이고 귀경(歸經)은 비(脾), 위경(胃經)이다. 효능(效能)은 보비익기(補脾益氣), 조습이수(燥濕利水), 고표지한(固表止汗), 안태(安胎)이며 주치증(主治症)은 비기허약지핍력(脾氣虛弱之乏力), 식소복창(食少腹脹), 설사(泄瀉), 변비(便祕), 소변불리(小便不利), 수종(水腫), 담음현훈(痰飲眩暈), 한습비(寒濕痺), 신통(身痛), 기허자한(氣虛自汗), 태동불안(胎動不安) 등이다.

국화과 다년생초본(多年生草本)인 삽주의 근경(根莖)을 창출(蒼朮)이라 한다. 성미(性味)는 신(辛), 고(苦), 온(溫), 무독(無毒)이고, 귀경(歸經)은 비(脾), 위경(胃經)이다. 효능(效能)은 조습건비(燥濕健脾), 거풍습(祛風濕)이며 주치증(主治症)은 습곤비위(濕困脾胃), 권태기와(倦怠嗜臥), 흉비복창(胸痞腹脹), 식욕부진(食慾不振), 구토설사(嘔吐泄瀉), 담음(痰飲), 습종(濕腫), 두신중통(頭身重痛), 야맹(夜盲) 등이다.

다양한 약효를 지니고 있는 삽주는 매우 중요하고 좋은 약재다. 우리나라 산에 흔히 있다. 그래서 중병(重病)이 걸려 산속에서 삽주 뿌리를 캐서 다려먹고 쾌차한 사람 또한 많다. 백출과 창출을 합친 출(朮)의 성미(性味)가 감(甘), 고(苦), 신(辛)이고 효능(效能)이 보비익기(補脾益氣), 조습이수(燥濕利水), 고표지한(固表止汗), 안태(安胎), 건비(健脾), 거풍습(祛風濕)으로 다양하니 많이 이용해야 한다고 생각된다. 그리고 어린 순을 나물로 먹고, 봄에 삽주 싹을 채취하여 장아찌를 담가 먹으면 건위제(健胃劑)로 아주 좋다.

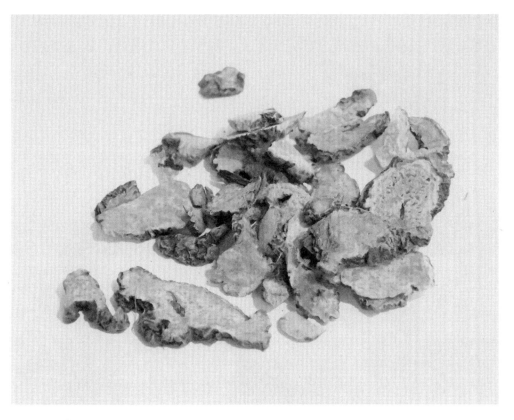

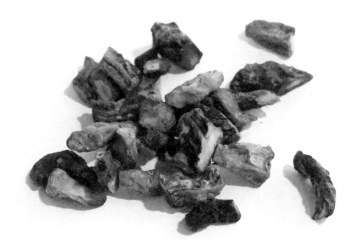

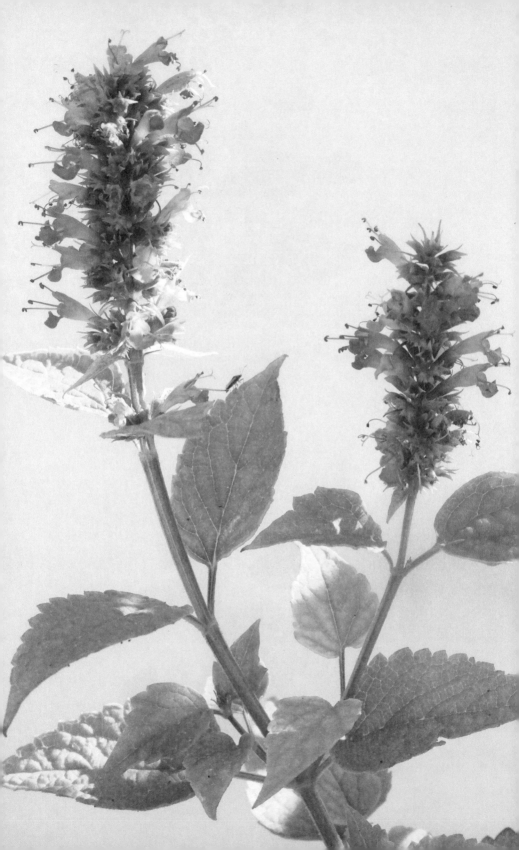

10. 배초향(排草香)과 계뇨등(鷄尿藤)

결론부터 말하면 두 식물은 생태학적인 측면에서 아무런 연관성이 없다. 그러나 식물명(植物名) 형성에서는 유사성이 있다. 알아보자.

배초향은 남쪽지방에서 생선 요리할 때 즐겨 넣어 먹는 방아잎을 말한다. 꿀풀과 배초향은 산과 들에서 높이 40~100cm로 자라는 다년생초본(多年生草本)이다. 잎은 마주나며 달걀형이고 가장자리에 둔한 톱니가 있다. 7~8월에 가지 끝에 달리는 원통형 꽃이삭에 자주색 꽃이 촘촘히 돌려 가며 달린다. 꽃부리는 입술 모양이고 4개의 수술 중 2개가 밖으로 뻗는다. 열매는 9~10월에 타원형의 분과가 달려 익는데 3개의 능선이 있다. 방향성이 있고 어린순을 나물로 먹으며 어린잎은 향미료로 쓴다.

우리나라에 자생하는 식물 중 개곽향(野藿香), 곽향, 덩굴곽향, 섬곽향, 배초향이 있는데 이 중 배초향을 곽향(藿香)이라 하며 약용·식용한다. 식용으로는 생선요리 할 때 넣어 먹고 약용으로는 방향성화습약류(芳香性化濕藥類)로 분류하여 사용한다. 배초향의 지상부 전체를 곽향(藿香)이라 하며 성미(性味)는 신(辛), 미온(微溫)이고 귀경(歸經)은 폐(肺), 비(脾), 위경(胃經)이다. 효능(效能)은 거서해표(祛暑解表), 화습화위(化濕和胃)이며 주치증(主治症)은 감모(感冒), 한열두통(寒熱頭痛), 흉완비민(胸脘痞悶), 구토설사(嘔吐泄瀉), 비연(鼻淵) 등이다.

꼭두서니과 계뇨등(鷄尿藤)은 낙엽 덩굴성 목본(木本)이며 길이 5~7m로 자란다. 긴 줄기로 가까이 있는 다른 식물체를 왼쪽으로 감으면서 올라탄다. 잎은 마주나며 끝이 뾰족하고 가장자리는 밋밋하다. 7~8월에 원추상꽃차례에 백색의 양성화가 모여 달린다. 화관은 원통형이며 통부 입구와 안쪽은 자주색이고 백색의 긴 털이 밀생한다. 열매는 9~10월에 황갈색으로 달려 익는데 지름이 5~6mm이며 둥글고 윤기가 있다.

계뇨등을 구린내나무, 구렁내덩굴, 여청(女靑), 우피동(牛皮凍)이라고도 한다. 우피동은 계뇨등의 윗가지가 겨울에 말라 죽기에 붙여진 것 같다. 사계절이 따뜻한 남부지방에 사는 경우에는 지상부 일부가 겨울에도 푸른색으로 버틴다. 계뇨등은 줄기와 잎에서 냄새가 난다. 닭똥 냄새가 나는 덩굴 식물이다. 잎을 뜯으면 곤충들이 싫어하는 악취가 나기 때문에 오직 극소수의 곤충들만 계뇨등을 먹이로 삼고 있다. 악취가 심한 종자는 초겨울까지 황갈색을 띠며 매달려 있다. 계뇨등은 뿌리와 종자로 번식하며, 종자는 야생동물의 식량이어서 종자 먹는 소수의 동물에 의해 널리 퍼진다.

계뇨등의 전초(全草) 혹은 뿌리를 계시등(鷄屎藤)이라 하며 약용한다. 성미(性味)는 감(甘), 미고(微苦), 평(平)이며 효능(效能)은 거서이습(祛暑

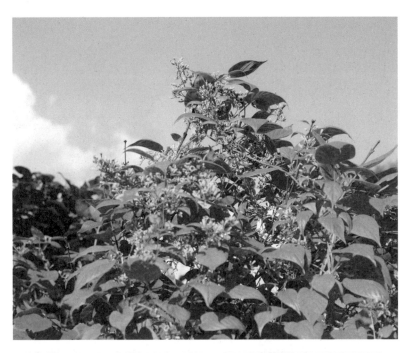

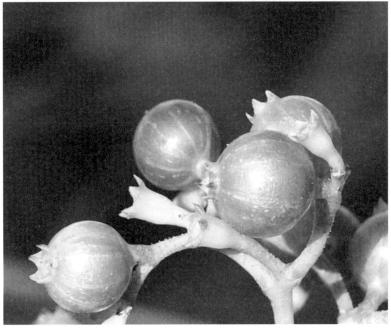

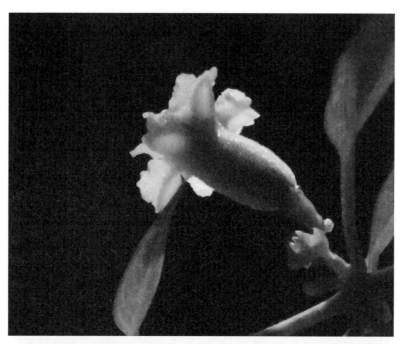

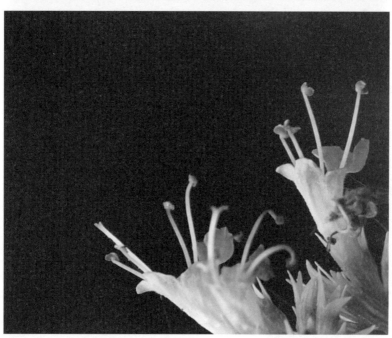

利濕), 소적(消積), 해독(解毒) 이고 주치증(主治症)은 중서(中暑), 풍습비통(風濕痺痛), 식적(食積), 소아감적(小兒疳積), 이질(痢疾), 황달(黃疸), 간비종대(肝脾腫大), 나력(瘰癧), 장옹(腸癰), 각기(脚氣), 탕상(燙傷), 습진(濕疹), 피염(皮炎), 질타손상(跌打損傷), 사충교상(蛇蟲咬傷) 등이다. 타이완이나 일본 칸또우 지방 이남지역에서는 계뇨등 전체를 짓이겨서 즙으로 동상(凍傷)을 입은 상처나 벌레 물린 데에 바르는 습속이 있다.

배향초가 우리나라 식물사전에 처음 등재될 때 배초향으로 잘못 등재되어 지금까지 배향초가 배초향이 됐다. 그리고 닭똥 냄새나는 계시등(鷄屎藤)은 계뇨등(鷄尿藤)으로 바뀌어 기재되어 지금도 계시등을 계뇨등으로 쓴다. 향(香)자와 초(草)자의 위치가 바뀌었고, 똥 시(屎)자가 오줌뇨(尿)자로 바뀌었다. 둘 다 더위 먹었을 때 사용하는 약재인데 제 이름을 찾을 수 있을지 알 수 없다.

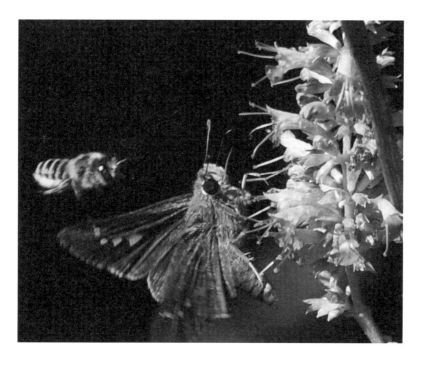

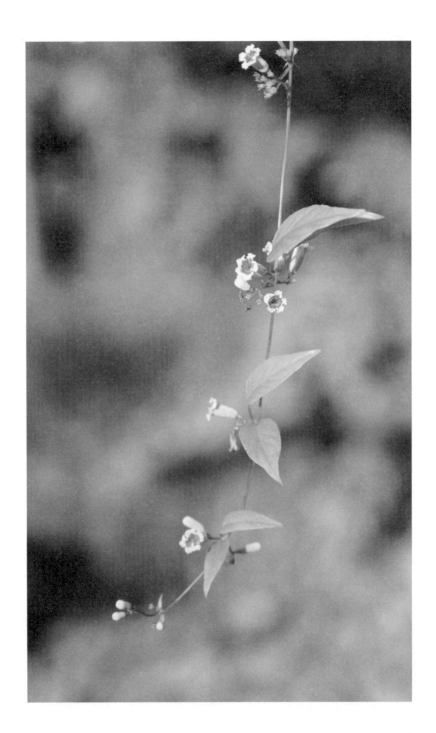

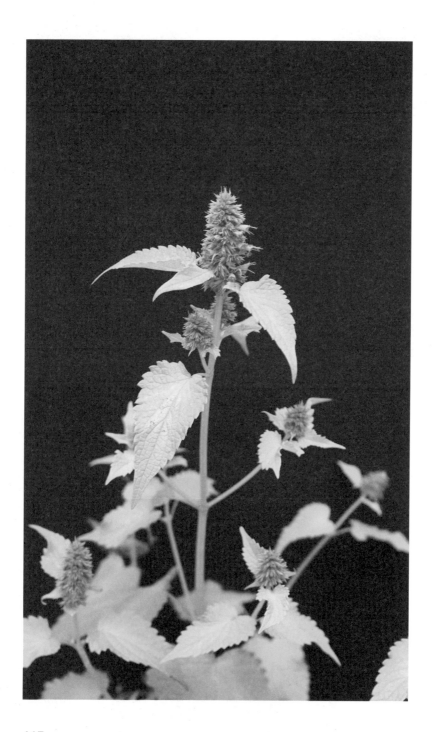

115

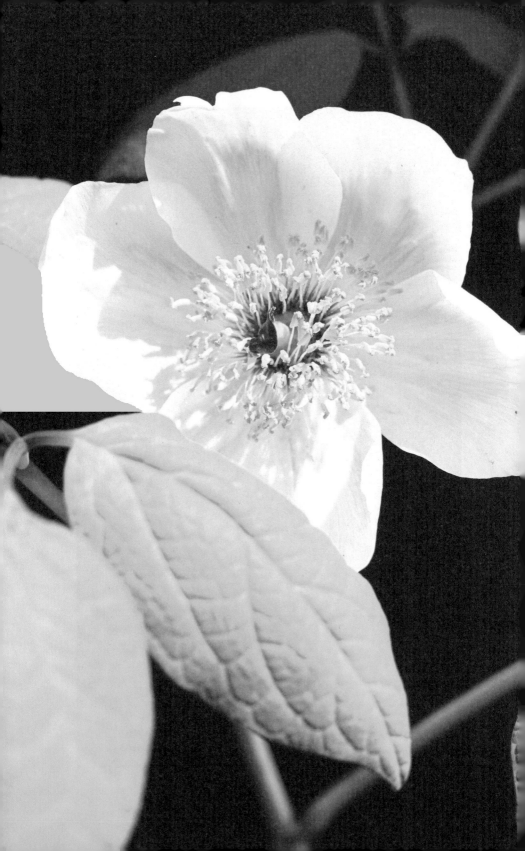

11. 작약(芍藥)

작약과(芍藥科) 식물 중 초본(草本)인 초작약과 목본(木本)인 작약을 구별하여 불러야겠다. 흔히 초작약(草芍藥)을 백작약 혹은 산작약으로, 작약(芍藥)을 목단 혹은 모란으로 부른다. 초작약(草芍藥)에는 백작약, 가작약, 적작약, 금작약, 작약, 산작약, 함박꽃 등의 이름이 있다. 현재 주로 약용하는 초작약(草芍藥)은 백작약(白芍藥)과 산작약(山芍藥)이다. 백작약(白芍藥)은 흰색 꽃이 피고 산작약(山芍藥)은 붉은색 꽃이 핀다. 목본(木本)인 목단(牧丹)은 모란이라고도 한다. 둘이 같은 과(科)지만 백작약(白芍藥)이 초본(草本)이기에 목본(木本)인 목단(牧丹)보다 키는 작다. 백작약(白芍藥), 산작약(山芍藥), 목단(牧丹)에 대해 알아보자.

작약과(芍藥科) 백작약(白芍藥)은 깊은 산의 숲 속에서 높이 30~50cm로 자라는 다년생초본(多年生草本)이다. 잎은 어긋나고 2회세겹잎이다. 작은 잎은 가장자리가 밋밋하고 뒷면은 흰빛이 돌며 털이 없다. 5~6월에 줄기 끝에 1개의 흰색 꽃이 피는데 꽃잎은 5~7장이고 암술머리는 밖으로 굽는다. 반달 모양의 열매는 뒤로 젖혀진다.

백작약(白芍藥)을 '강작약'이라고도 한다. 유사종으로 잎의 뒷면에 털이 난 것을 '털백작약', 잎의 뒷면에 털이 나고 암술대가 길게 자라 뒤로 말리며 꽃이 붉은 것을 '산작약', 산작약 중에서 잎의 뒷면에 털이 없는 것을 '민산작약', 잎의 뒷면 맥 위에 털이 있는 것을 '호작약', 씨방에 털이 빽빽이 나는 것을 '참작약'이라 한다.

함박꽃의 뿌리를 백작약(白芍藥)이라 하며 약용한다. 백작약(白芍藥)의 성미(性味)는 고(苦), 산(酸), 미한(微寒)이고 귀경(歸經)은 간(肝), 비경(脾經)이다. 효능(效能)은 양혈(養血), 완급지통(緩急止痛), 렴음평간(斂陰平肝)이며 주치증(主治症)은 완복동통(脘腹疼痛), 협통(脇痛), 사지동통(四肢疼痛), 통경(痛經), 월경부조(月經不調), 붕루(崩漏), 자한(自汗), 도한(盜汗), 설사(泄瀉), 두통(頭痛), 현훈(眩暈) 등이다.

작약과(芍藥科) '산작약(山芍藥)'은 깊은 산의 숲 속에서 높이 40~60cm로 자라는 다년생초본(多年生草本)이다. 잎은 어긋나고 2회세겹잎이다. 작은 잎은 타원형이고 가장자리가 밋밋하며 뒷면은 털이 드문드문 있다. 5~6월에 줄기 끝에 1개의 홍자색 꽃이 피는데 꽃잎은 7~8장이고 잘 벌어지지 않는다. 암술머리는 약간 길고 꼬였다.

산작약(山芍藥)의 성미(性味)는 산(酸), 고(苦), 량(凉)이며 효능(效能) 및 주치증(主治症)은 청열(淸熱), 객혈(喀血), 대하(帶下), 보간(補肝), 청간(淸肝), 복통(腹痛), 붕루(崩漏), 산후허로(産後虛勞), 월경불순(月經不順), 위통(胃痛), 이질(痢疾) 등이다. 채취 시기는 재배품종인 가작약(家芍藥)은 재배 후 3~4년 이후 야생종(野生種)인 산백작약(山白芍藥)은

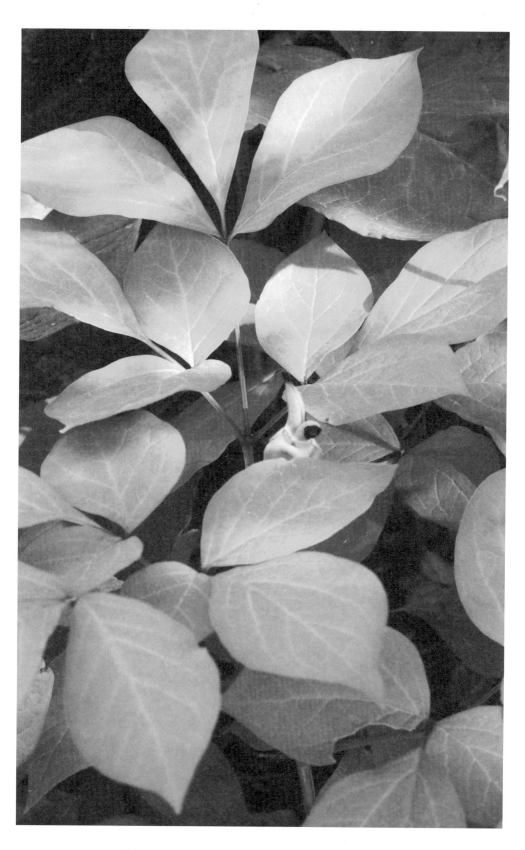

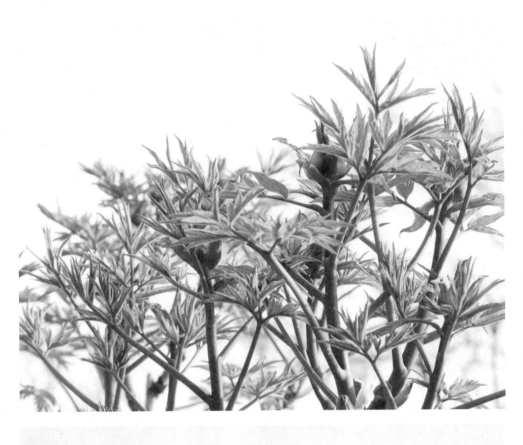

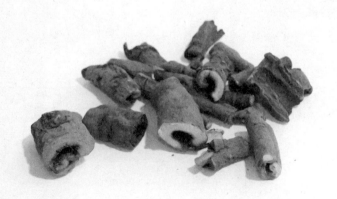

5~10년 된 것을 채취하는데 주로 추계(秋季)가 적당하다. 또한 약재를 다룰 때 쇠붙이(철) 도구를 쓰지 않는다.

작약과(芍藥科) '목단(牧丹)'은 중국 원산으로 높이 1~1.5m 정도로 크는 낙엽관목(落葉灌木)이다. 줄기는 회갈색이며 가지가 굵다. 잎은 오리발처럼 끝이 갈라진 우상복엽이다. 작은 잎은 장난형이고 2~5갈래로 갈라지며 뒷면은 흔히 흰빛이 돈다. 꽃은 4~5월에 양성화가 가지 끝에 1개씩 피며 지름 10~17cm다. 꽃잎은 5~11개로 도란형이며 백색, 분홍색, 적색, 적자색 등 색깔이 다양하다. 끝은 불규칙하게 안으로 굽는다. 화탁(花托)이 주머니처럼 되어 지방을 감싼다. 꽃은 아침부터 피기 시작하며 정오에 절정에 달한다. 열매는 장타원형이고 황갈색 털이 밀생한다. 종자는 둥글며 흑색이다. 모란은 매화와 더불어 중국인들이 가장 애호하는 꽃이다. 부귀를 상징하기 때문이다. 그래서 모란은 '화중왕', '부귀화', '동양의 장미'라 불린다. 하지만 향기는 없다. 세계 각지에서 다양한 원예품종으로 식재(植栽)하고 있다.

작약과(芍藥科) 모란의 뿌리와 꽃을 '목단피(牧丹皮)', '목단화(牧丹花)'라 부르며 약용한다. 모란의 근피(根皮)인 목단피(牧丹皮)의 성미(性味)는 고(苦), 신(辛), 미한(微寒)이고 귀경(歸經)은 심(心), 간(肝), 신경(腎經)이다. 효능(效能)은 청열량혈(清熱凉血), 활혈산어(活血散瘀)이며 주치증(主治症)은 온열병열입혈분(溫熱病熱入血分), 발반(發斑), 토육(吐衄), 골증조열(骨蒸潮熱), 혈체경폐(血滯經閉), 통경(痛經), 징가(癥瘕), 옹종창독(癰腫瘡毒), 풍습열비(風濕熱痺), 질타손상(跌打損傷) 등이다. 목단화(牧丹花)의 성미(性味)는 평(平), 고담(苦淡), 무독(無毒)이고 주치증(主治症)이 월경부조(月經不調), 경행복통(經行腹痛) 등이다.

목단(牧丹)을 모란이라 부르는데 꽃의 빛깔이 붉어 란(丹)이라 하였고, 씨를 생산하지만 굵은 뿌리 위에서 새싹이 돋아나오는 모습이 수컷의 형상을 닮아 모(牧)자를 붙였다. 염료로도 사용하는데 황갈색을 얻는다. 11월에 채취한 잎에서 짙은 황갈색을 얻었고, 다음해 5월에 채집한 것에서는 매염제에 대한 색의 다양성이 좋았다.

정리하면 작약과(芍藥科) 두 식물을 약용(藥用)할 때 작약 혹은 함박꽃의 근(根)을 '백작약(白芍藥)'이라 하고 모란의 근피(根皮)를 '목단피(牧丹皮)'라 부르면 된다. 일반적으로 초본이면 작약, 목본이면 모란으로 널리 부르는 것이 좋겠다.

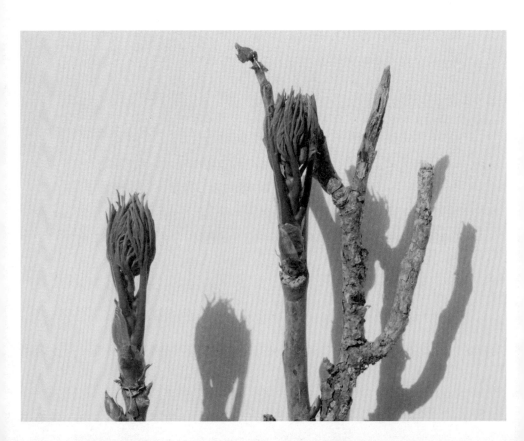

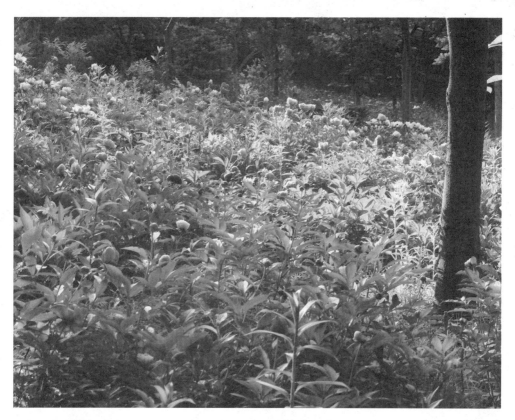

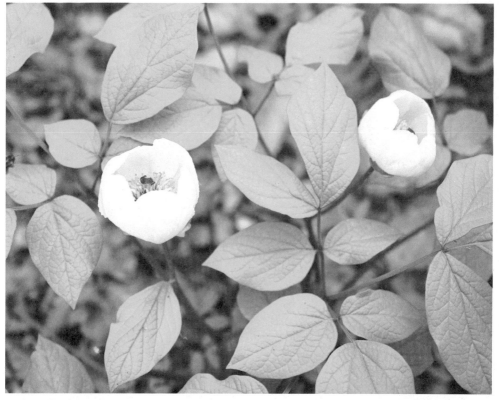

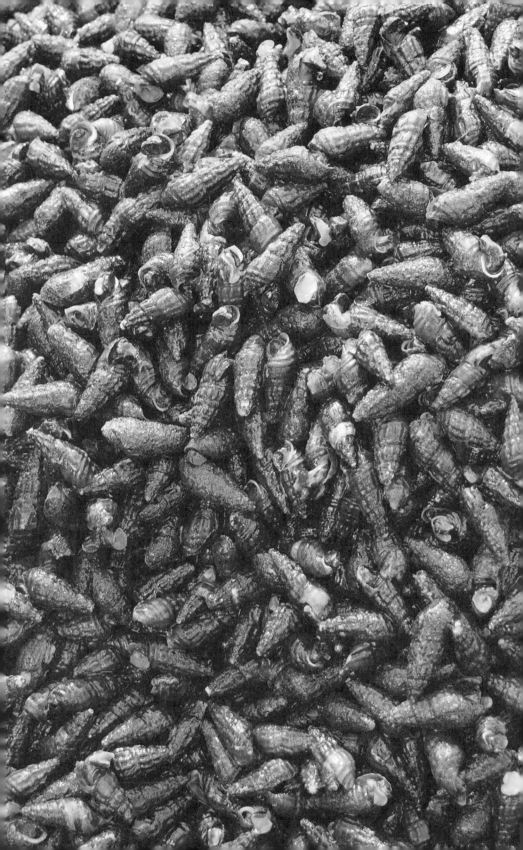

12. 올갱이

한 여름 추분이 어제 지났는데 날은 매우 더웠다. 늦은 점심을 먹고 햇볕이 덜 뜨거울 때 나는 동생과 할머니와 강가로 갔다. 올갱이를 잡기 위해서다. 여울물에 올갱이는 많았다. 크게 두 종류의 올갱이가 있었다. 일반적인 원추형의 올갱이와 사발모양의 둥근형의 올갱이다. 우리는 세 사발 정도 줍고 집으로 왔다.

저녁 먹고 어두워졌을 때 어머니는 아까 잡아온 올갱이를 된장을 넣고 삶아 오셨다. 나는 얼른 반짓고리에서 바늘을 가져왔다. 희미한 등불 아래 왼손 검지와 엄지가 쭈글쭈글해질 정도로 올갱이를 까먹었다. 마루에 앉아 마당 위에 떠있는 달과 별을 보며 식구들하고 이런저런 이야기하며 까먹은 여름날 밤의 올갱이는 잊을 수가 없다.

그날 마을에는 큰 뉴스가 있었다. 아버지는 동네 사람들의 이야기를 전했다.

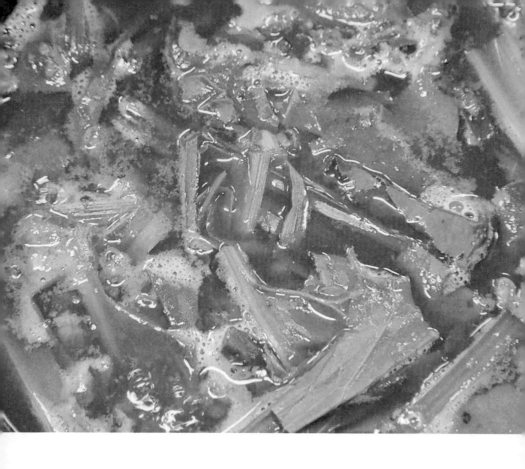

"아 글쎄, 서울서 온 대학생이 귀경바위 밑에서 물놀이하다 빠져 거의 죽다 살았대"

마을 앞에는 큰 강이 있었다. 그곳에서 제일 깊은 곳이 귀경바위가 있는 곳이다. 가끔 여름 방학 때 서울서 온 대학생이 수영하다 빠져 죽곤 한다. 우리는 그곳에서 수영을 하지 않는다. 수심을 잘 모르는 외지인들이 가끔 사고를 낸다. 아버지는 말씀을 이어갔다.

"허우적대다가 물 위에 떴을 때 마을 청년들이 물가로 끄집어냈대"

"때마침 물가에 계시던 윗말 침쟁이 할아버지가 옷핀으로 얼굴에 침을 놔 살렸대"

나는 그 할아버지가 누군지 알 것 같았다.

"이 녀석들 침준다."

친구들이랑 놀고 있으면 괜히 지나가시다 우리를 당황케 하시던 분이다. 우리는 멋도 모르고 도망친다. 순사 온다 하면 도망치듯이. 그 광경을 즐기는 고약한 할아버지다. 식구 모두는 호기심이 더 생겼다. 어떻게 살았는지 자세히 듣고 싶었다. 아버지는 계속 말씀하셨다.

"얼굴에 침을 한 대 놓으니까 물을 토하고 정신을 차렸대"

어린 나이에 듣는 나는 참 신기했다.

그때 할머니가 말씀하셨다.

"그 침쟁이 할아버지가 놓은 혈자리는 아마 인중(人中)일 거야."

물에 빠졌을 때 인중혈(人中穴)에 침을 놓으면 먹었던 물을 토하고 살아난다. 우리 친할아버지도 동네에서 침을 잘 놓기로 소문나신 분이었다. 그러니 할머니도 어깨 너머로 듣고 배우신 게 많으시다. 특이하게 할머니는 한의학적인 이야기를 어린 나에게 많이 해주셨다. 이러한 이야기를 듣고, 할머니 밑에서 자란 나는 커서 한의과대학에 들어가 한의학도가 됐다.

올갱이의 표준말은 다슬기다. 올갱이는 1.2 급수의 맑은 담수에서만 자라는 민물고동의 일종이다. 다슬기는 지방에 따라 여러 말로 불렸다. 한강 유역에서는 올갱이, 금강 유역에서는 고동 혹은 올뱅이, 경상도에서는 고동, 강원도에서는 꼴팽이, 전라도 지역에서는 대사리 혹은 고디 등으로 불렀다. 그 외 삐뚤이, 물고동, 민물고동, 도슬비, 뽀리 고동, 달팽이 등으로 불리었다.

올갱이는 간기능 회복과 숙취해소에 효과적이다. 당뇨병, 황달, 위통, 소화불량, 만성 간염, 고혈압, 우울증 등의 증상에도 효과적이다. 올갱이에 된장, 아욱을 넣어 국을 끓이면 쇠고기 국 저리가라다. 된장에 시래기, 정구지를 넣어 끓이는 동네도 있다. 주요 요리는 올갱이국밥, 올갱이 날떡국, 올갱이 전, 올갱이 전골, 올갱이 산적, 올갱이 수제비, 올갱이 무침, 올갱이 해장국, 올갱이 쌈, 올갱이 삼채국, 올갱이 조림, 올갱이 강된장 등이다.

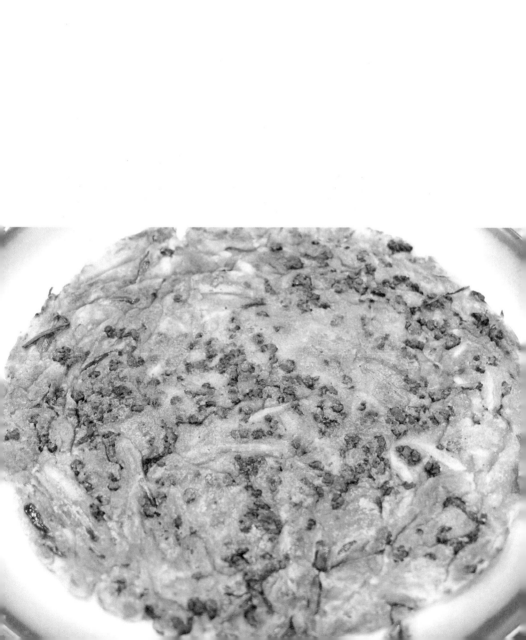

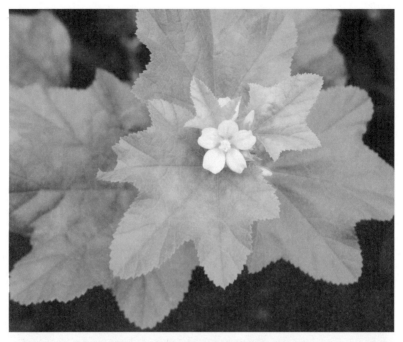

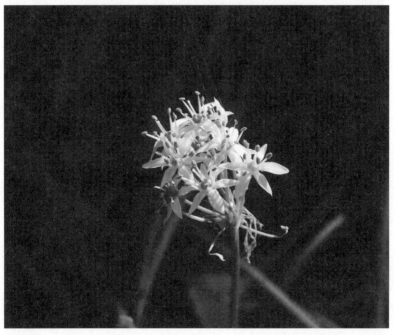

아욱잎의 본초학적 소견은 다음과 같다. 아욱의 잎을 동규엽(冬葵葉)이라 한다. 성미(性味)는 감(甘), 한(寒)이고, 귀경(歸經)은 폐(肺), 대장(大腸), 소장경(小腸經)이다. 효능(效能)은 청열(淸熱), 이습(利濕), 활장(滑腸), 통유(通乳)이며 주치증(主治症)은 폐열해수(肺熱咳嗽), 인후종통(咽喉腫痛), 열독하리(熱毒下痢), 습열황달(濕熱黃疸), 이변불통(二便不通), 유즙불하(乳汁不下), 창절옹종(瘡癤癰腫), 단독(丹毒), 탕화상(燙火傷), 사충교상(蛇蟲咬傷) 등이다.

우리나라에는 부추속(Alium)에 약 21종 있다. 형질 변이가 심하고, 계속 분화 중이라고 한다. 부추 종류의 다양성이 국토 면적에 비해 유난히 크다는 것을 뜻한다. 또한 이들의 서식처가 무척 다양하다. 한랭한 아고산대나 고산대로부터 온난한 난온대와 아열대에 이르기까지 다양하고, 소금기 바람이 부는 곳이나 내륙산지 습지 언저리에도 살고, 어두운 숲속, 직사광선이 내리쬐는 초지, 척박한 돌서렁, 비옥한 퇴적지, 알카리성, 산성 토양에서도 산다.

온도, 수분, 영양분, 빛, 산도(酸度) 등 모든 서식처 조건에 대응해 독특한 생태형으로 진화한 분류군에 속한다. 그래서인지 지방에 따라 다양한 이름을 가지고 있고, 다르게 부른다. 서울에서는 '부추', 중부지방에서는 '정구지', 전북에서는 '솔', 경남에서는 '소풀', 부산 방언으로 솔, 졸, 소풀, 소불, 새우리 등이 있다. 부추의 또 다른 향명으로 '소발'이 있다. 한 식물을 이렇게 다양하게 부르는 경우는 드물다. 부추를 올갱이국에 넣어 요리해 먹는다.

부추 잎을 '구채(韭菜)'라 하고 식용, 약용한다. 구채(韭菜)의 성미(性味)는 신(辛), 온(溫)하고 귀경(歸經)은 신(腎), 위(胃), 폐(肺), 간경(肝經)

이다. 효능(效能)은 보신(補腎), 온중(溫中), 산어(散瘀), 해독(解毒)이며 주치증(主治症)은 신허양위(腎虛陽痿), 이한복통(里寒腹痛), 반위(反胃), 흉비동통(胸痹疼痛), 기천(氣喘), 육혈(衄血), 토혈(吐血), 뇨혈(尿血), 이질(痢疾), 치창(痔瘡), 유옹(乳癰), 옹창종독(癰瘡腫毒), 개창(疥瘡), 질타손상(跌打損傷) 등이다.

요즘 20, 30대들은 간 기능이 많이 지쳐있을 것이다. 과로, 음주에 밤 늦게까지 핸드폰 화면을 보는 세대이기 때문이다. 이런 생활 패턴에 젖어 있는 젊은이에게 아욱, 부추를 넣은 올갱이국밥은 간 기능 향상에 많은 도움이 될 것이다. 젊은이들이 자주 먹었으면 한다. 시골에 계시는 노모는 내가 아프다면 올갱이국을 손수 끓여 오신다. 내가 잘 먹고 좋아하는 것을 아신다. 아플 때 생각나는 음식 중 어머니가 끓여 주신 올갱이국이 첫 번째이다.

다음은 인중(人中) 혈자리에 대해 알아보자. 인체를 세로로 선을 긋는다면 앞면 경락은 임맥(任脈)이고 뒷면 경락은 독맥(督脈)이다. 그 시발 부위가 인중 부근이다. 그래서 인중이 인체의 중심이 되는 것이다. 아주 중요한 혈자리다. 중심을 잡아준다. 예를 들어 구안와사(口眼歪斜)환자 입이 오른쪽으로 돌아갔을 경우 치료하면 왼쪽으로 돌아온다. 그때 중앙으로 돌아오면 되는데 중앙을 지나 더 왼쪽으로 가는 경우가 있다. 이때 중앙에서 멈추게 할 때 놓는 침자리가 인중혈(人中穴)이다. 중심을 잡아주는 격이다.

인중혈(人中穴)의 다른 이름은 수구혈(水溝穴)이고, 위치는 비주하구(鼻柱下溝)의 중앙 함중(陷中)이다. 인중혈의 주치증(主治症)은 다음과 같다. 인사불성(人事不省), 경련증세(痙攣症勢), 당뇨병(糖尿病), 신경증

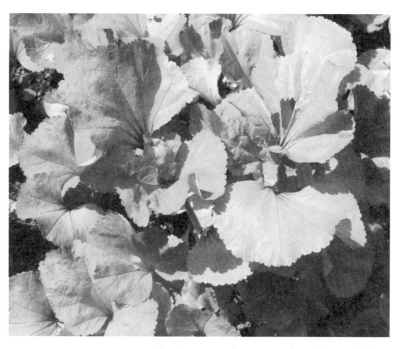

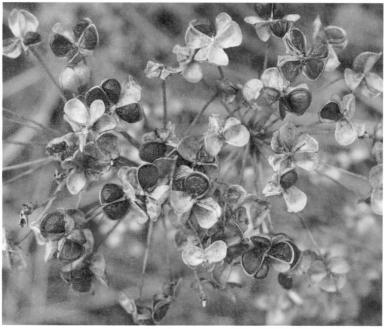

133

(神經症), 중풍구금(中風口禁), 천갈(喘渴), 목하가시(目下可視), 황달(黃疸), 온역(溫疫), 요통(腰痛), 뇌일혈(腦溢血), 정신분열(精神分裂), 전간(癲癇), 경풍(驚風), 혼미(昏迷), shock, 안면신경마비(顏面神經麻痺), 삼차신경통(三叉神經痛), 소갈(消渴), 불지향취(不知香臭), 복만(服滿), 두통(頭痛), 훈차(暈車), 급성요부염좌(急性腰部捻挫) 등이다.

사람의 중심 인중혈(人中穴)은 육체적이나 정신적이나 중심을 잡아준다. 주치증에 인사불성(人事不省)이 있다. 침쟁이 할아버지는 옷핀이라도 써서 물에 빠진 대학생 인중혈(人中穴)을 자극한 것이다. 그래서 깨어났다. 그 할아버지는 현명하셨다.

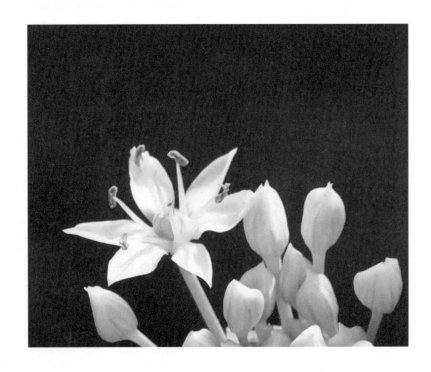

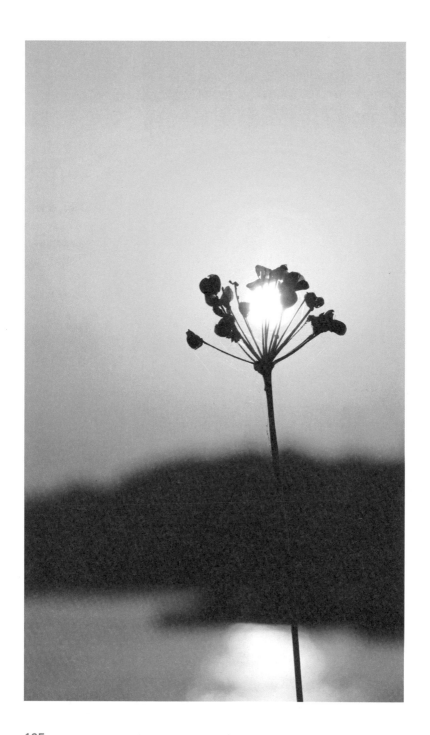

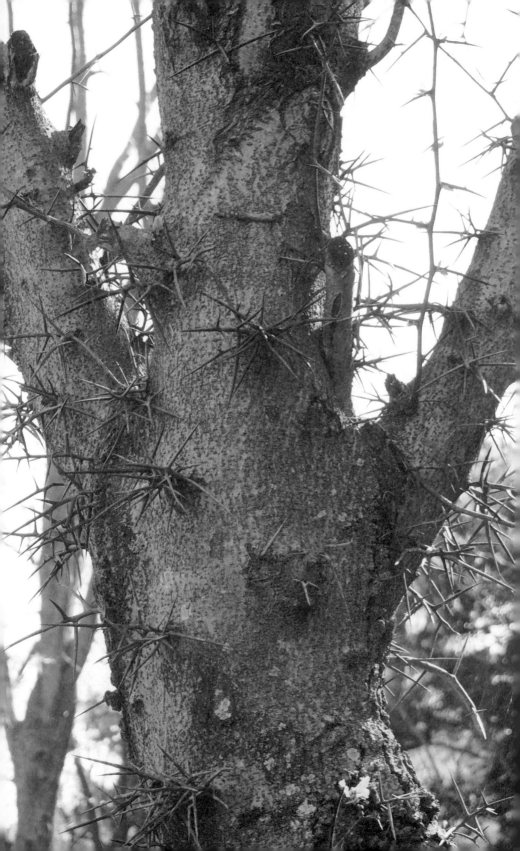

13. 주엽나무와 조각자나무

어린 꾸지뽕나무의 가지를 보면 가시가 나 있다. 몇 년 지나면 가시가 안 생긴다. 어린 가지를 보호하기 위한 꾸지뽕나무의 전략이다. 사막의 주엽나무도 3m가량은 온통 가시로 덮여 있다. 낙타로부터의 방어용이다. 약 3m 정도까지 줄기와 가지에 가시가 많이 자라 낙타의 접근이 용이하지 않게 한다. 낙타의 공격에 대항하여 가시를 무성하게 돋아냈다. 주엽나무의 생존 전략이다. 3m 정도만 가시가 무성하고 그 위는 가시가 거의 없다. 주엽나무는 오랜 경험으로 낙타의 키에 대해 정확히 알고 그 높이까지만 가시를 돋운 것이다.

주엽나무를 한반도에 옮겨 심으면 어떻게 변할까? 한반도에서 40여 년 지나면 가시는 적어지고 가시가 많던 줄기에서 이파리도 난다. 천리포수목원에 있는 이란 사막지역에서 자생하는 '카스피주엽나무'의 경우다. 낙타가 없는 것을 주엽나무는 아는 것이다. 우리는 동물은 움직이고 식물은 가만히 고정되어 있다고 생각한다. 그래서 뇌손상으로 전신마비

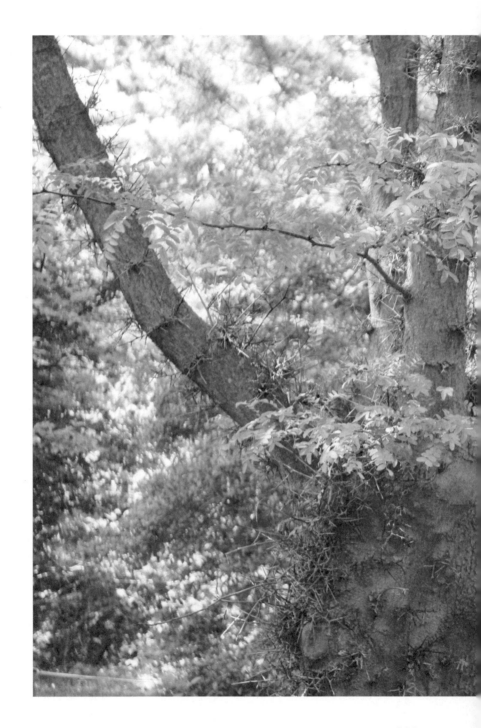

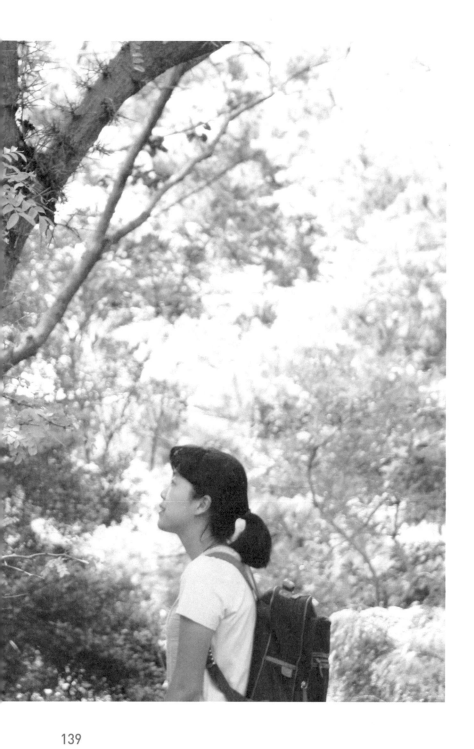

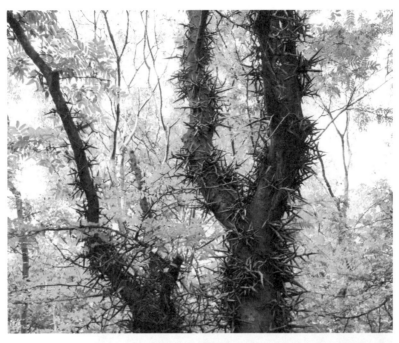

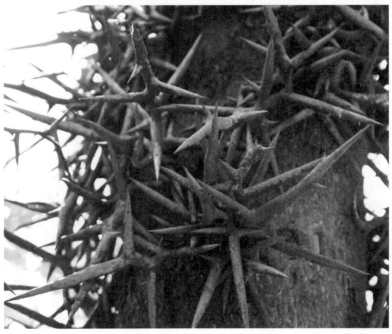

가 된 환자를 보고 식물인간(植物人間)이라 한다. 그런데 주엽나무를 보고는 식물인간에 빗대어 이야기할 수 없을 것 같다. 가만히 있는 것 같아도 다 알고 있고 스스로 움직여 대처하기 때문이다.

주엽나무와 비슷한 나무가 있다. 가시가 무성한 조각자나무다. 같은 과(科) 식물이며 약용부위 또한 같다.

콩과 '주엽나무'는 높이 20m, 지름1m로 자라는 낙엽 교목(喬木)이다. 수피는 흑갈색에서 회갈색이고 사마귀 모양의 피목이 발달하며 오래되면 세로로 갈라진다. 줄기에는 적갈색의 뾰족한 가시가 발달하는데, 가시는 흔히 가지를 치며 갈라지고 다소 납작하다. 잎은 어긋난다. 보통 작은 잎 6~12쌍으로 이루어진 1회우상복엽이다. 작은 잎은 길이 1.5~2cm의 난상 피침형 또는 난상 장타원형이며, 좌우비대칭이고 가장자리에는 물결모양의 톱니가 있다. 5~6월에 길이 10~15cm의 수상꽃차례에 녹황색의 꽃이 모여 달린다. 협과(莢果)의 열매는 길이 20~30cm이고 불규칙하게 비틀리며 9~10월에 익는다. 종자는 길이 1cm정도의 넓은 타원형이다.

주엽나무는 조각자나무와 유사하지만, 줄기의 가시가 다소 납작하며 열매가 비틀려 꼬이는 점이 다르다. 열매를 '조협(皂莢)'이라 칭하는데 국명 주엽나무는 열매 '조협(皂莢)'에서 유래한 것으로 추정한다. 열매가 콩깍지처럼 생겨 붙여진 이름이다. 또한 열매 속에 끈끈한 잼 같은 것이 생겨 '쥐엄나무'라 부르는 지방도 있다. 인절미를 송편처럼 빚고 팥소를 넣어 콩가루를 묻힌 떡, 즉 쥐엄떡에서 유래했다.

콩과 '조각자나무'는 중국 원산으로 높이 30m 정도로 자라는 낙엽 교목(喬木)이다. 수피는 회갈색이고 사마귀 모양의 피목이 발달한다. 줄기는 회색에서 짙은 갈색을 띠고 억센 가시가 발달한다. 가시는 흔히 가지를 치며 갈라지고 단면이 둥글다. 잎은 어긋나며 작은 잎은 3~9쌍으로 이루어진 우상복엽이다. 작은 잎은 길이 1.5~2cm의 난상 피침형 또는 장타원형이며, 좌우비대칭이고 가장자리에는 얕고 뾰족한 톱니가 있다. 5~6월에 길이 5~14cm의 수상꽃차례에 녹황색의 꽃이 모여 달린다. 협과(莢果)의 열매는 길이 12~35cm이고 곧거나 살짝 비틀리며 9~10월에 익는다. 종자는 길이 1~1.3cm 정도의 장타원형이다.

조각자나무는 주엽나무와 유사하지만, 줄기의 가시 횡단면이 둥글고 자방 밑 부분에 털이 밀생하며 열매가 거의 뒤틀리지 않는 점이 다르다. 열매를 '조협(皂莢)'이라 칭하는데 국명 조각자나무는 조각자(皂角子, 皂角刺)가 달리는 나무에서 유래한 것으로 추정한다. 풍석 서유구저 임원경제지에 조각자나무에 대해 간단히 설명되어진 것이 있다. '줄기는 울타리뼈대를 만들 수 있다. 빨리 자란다. 싹은 먹을 수 있다. 가시가 있어서 간사한 도둑을 물리칠 수 있다.' 가시가 있어 도둑을 물리칠 수 있다는 소박한 생각을 엿볼 수 있다.

두 나무의 과실(果實)을 '조협(皂莢)'이라 하며 약용한다. 성미(性味)는 신(辛), 함(鹹), 온(溫), 유독(有毒)이고 귀경(歸經)은 폐(肺), 간(肝), 위(胃), 대장경(大腸經)이다. 효능(效能)은 거담지해(祛痰止咳), 개규통폐(開竅通閉), 살충산결(殺蟲散結)이며 주치증(主治症)은 담해천만(痰咳喘滿), 신혼불어(神昏不語),후비(喉痺), 이변불통(二便不通), 옹종개선(癰腫疥癬) 등이다.

이들 나무의 가시도 '조각자(皂角刺)'라 하며 약용한다. 성미(性味)는

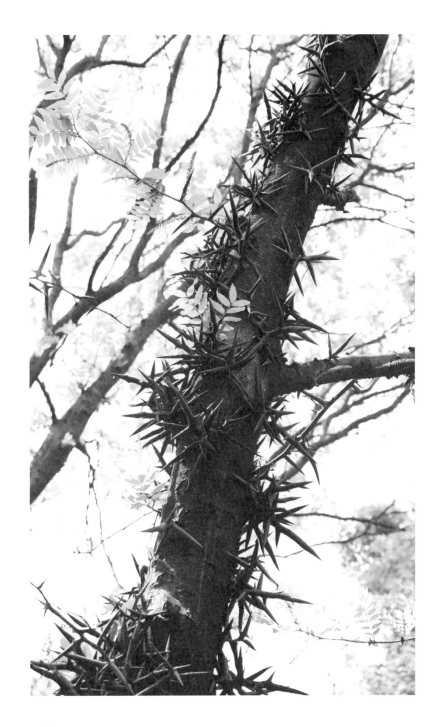

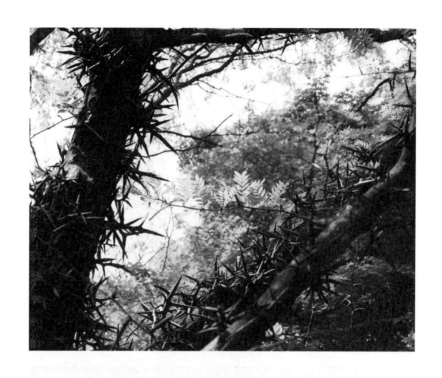

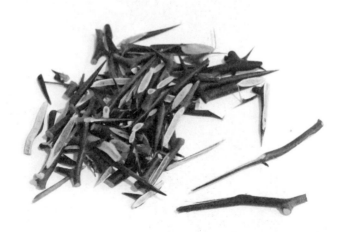

신(辛), 온(溫)이고 귀경(歸經)은 간(肝), 폐(肺), 위경(胃經)이다. 효능(效能)은 소종(消腫), 수풍(搜風), 살충(殺蟲)이며 주치증(主治症)은 옹저종독(癰疽腫毒), 나력(瘰癧), 려풍(癘風), 창진(瘡疹), 산후결유(產後缺乳), 태의불하(胎衣不下) 등이다.

종자(種子)도 약용한다. '조협자(皂莢子)'의 성미(性味)는 신(辛), 온(溫)이고 귀경(歸經)은 폐(肺), 대장경(大腸經)이다. 효능(效能)은 윤장통변(潤腸通便), 거풍산열(祛風散熱), 화담산결(化痰散結)이며 주치증(主治症)은 대변조결(大便燥結), 장풍하혈(腸風下血), 이질(痢疾), 담천종만(痰喘腫滿), 산기동통(山氣疼痛), 나력(瘰癧), 종독(腫毒), 창선(瘡癬) 등이다.

잎도 약용한다. '조협엽(皂莢葉)'의 거풍(祛風), 해독(解毒), 생발(生發)의 효능(效能)으로 풍열창선(風熱瘡癬), 모발불생(毛髮不生) 등을 치료한다. 그리고 근피(根皮)와 경피(莖皮)도 '조협목피(皂莢木皮)'라며 약용한다. 해독산결(解毒散結), 거풍살충(祛風殺蟲)의 효능(效能)으로 임파결핵(淋巴結核), 무명종독(無名腫毒), 풍습골통(風濕骨痛), 개선(疥癬), 악창(惡瘡) 등을 치료한다.

줄기에 가시가 굵고 많아 보기에는 혐오스러운 나무지만 버릴게 없는 소중한 나무다. 또한 필자가 보기엔 똑똑한 나무다.

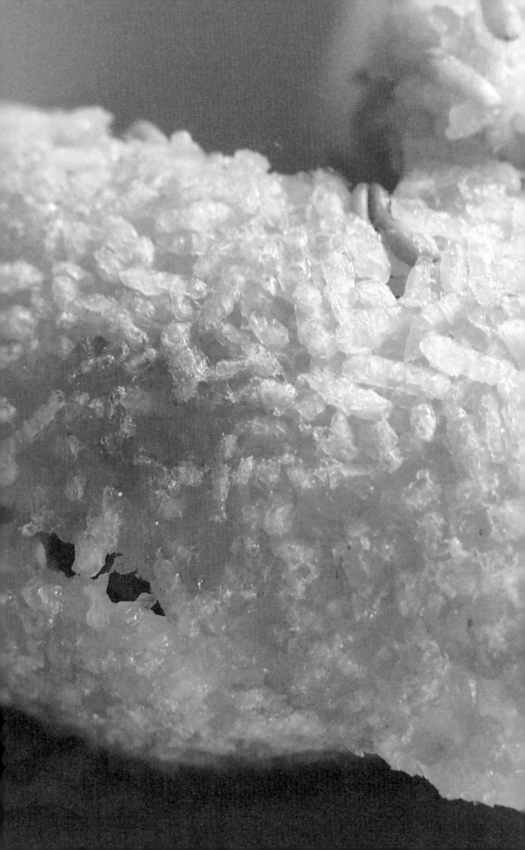

14. 누룽지

어렸을 때 어머니는 가마솥에서 누룽지를 긁어 옹기종기 모여 있는 나와 동생들에게 나누어 주셨다. 김이 모락모락 나는 누룽지는 누런색을 띠었으며, 일부는 검은 숯검댕이가 붙어 있었다. 어머니는 비교적 두껍고 검은 부분은 나에게 주셨고, 얇고 흰 부분이 많이 포함된 것은 어린 막내 동생에게 주셨다. 우리는 와작와작 소리를 내면서 맛있게 먹었다. 맛은 고소한 단맛에 약간 쓴맛이 있었다. 입 주변은 검었지만 우리는 행복했다. 밥 먹고 숭늉까지 마신 후 먹은 누룽지지만 또 먹고 싶었다.

상기 추억의 글에서 내가 먹은 누룽지는 검은색이 많았고 고소한 단맛이 났으며 약간 쓴맛도 났다. 이것을 와작와작 먹었다. 이렇게 먹은 누룽지가 인체에 어떤 유익한 점이 있었는지 살펴보겠다.

누룽지라는 말은 '눋다'에서 온 말로 '솥 바닥에 누렇게 탄 찌꺼기 밥'

이란 뜻이다. 까맣게 탄 밥이란 의미로 '깜밥'이나 '가마치' '솥 긁이'란 뜻의 '소꼴기' 등 다양한 방언으로 남아 있다. 건후(乾餱), 건반(乾飯), 황반(黃飯) 등으로도 불렀다.

역사상 인류는 추위와 굶주림에 시달린 경험이 많았다. 특히 간빙기(間氷期) 때는 더욱 그러했다. 추위와 곡식 부족이 심한 이때부터 인류는 배고파짐에 따라 먹잇감인 곡식, 곤충, 작은 동물 등을 풍족히 먹길 희망했다. 이런 먹잇감은 대부분 감미(甘味)를 띠었다. 감미(甘味)는 곡물이나 고기를 오래 씹으면서 나오는 것이라 인류는 유전학적으로 감미를 선호하게 되었다. 인류는 감미를 거의 무의식적으로 좋아하게 유전적으로 진화되었다.

먼 조상 때부터 안 좋은 상황을 대비해 감미를 많이 먹어야 한다는 강박관념이 생겨 감미를 선호하게 된 것이다. 현대에는 감미의 다량 섭취로 비만해져 고생하는 이가 많다. 인류는 오행(五行)에 배속되어 있는 오미(五味)의 산(酸)·고(苦)·감(甘)·신(辛)·함(鹹) 중 감미(甘味)를 가장 선호하게 됐다. 따라서 인간은 감미의 대량 섭취로 풍미로운 행복감에 젖어드는 느낌을 갖는다.

본초학 총론에서 감미는 능보(能補), 능화(能化), 능완(能緩) 작용을 한다고 한다. 맛이 단 것은 대부분 자양성(滋養性)이 있는 것이 많아 보(補)하는 성질이 있다. 쌀밥은 자양성이 많아 주식(主食)이 되는 것이고, 이것이 인체를 보(補)하게 된다. 노인들이 겨울철에 메마른 기침을 오래도록 하면 달고 자양분이 많은 갱엿을 고아 먹었던 것도 감미의 능보(能補) 작용이라 볼 수 있다.

'우는 아이 사탕 주라'는 말이 있다. 배가 아파 울 때 단 것이 들어가면 통증이 멎는 경우가 종종 있다. 예를 들면 회충 등 기생충이 요동칠 때 복통이 온다. 한의학에서는 회궐복통(蛔厥腹痛)이라 하는데 이때 단 것을 주면 일시적으로 통증이 완화된다. 또한 횡경막 경련으로 딸꾹질이 생길 때 따뜻한 꿀물이나 설탕물을 마시면 딸꾹질이 멈춘다. 이 또한 감미의 완화(緩和)작용이라 볼 수 있다.

누룽지의 검게 탄 부분에서는 약간의 쓴맛이 있다. 쓴맛을 뜻하는 고미(苦味)는 능설(能泄), 능조(能燥), 능견(能堅) 작용이 있다. 즉, 아래로 빼주고 습(濕)을 제거해 주는 작용이 있다. 부연하면 고미(苦味)는 열(熱)을 내려주고 설사시키며 장(腸)에 습이 많을 때는 습을 말려주고 다리가 약할 때는 견고(堅固)하게 해주고, 기(氣)를 아래로 내려준다. 어떤 음식을 잘못 먹고 배가 아픈 경우가 종종 있다. 인체가 감당하기 힘들 경우 인체는 바로 설사(泄瀉)를 시켜 독소를 빼낸다. 흔히 대변을 보면 배가 아프지 않다. 이것이 고미(苦味)의 능설(能泄) 작용이다.

누룽지의 감미(甘味)는 정체성이 있어 배가 그득한 느낌을 주지만 고미(苦味)는 약간 아래로 내려주는 작용을 하니 밥 먹고 난 그득한 포만감을 어느 정도 해소시켜 줄 수 있다. 또한 탄 누룽지는 탄소가 많다. 탄소는 빨아들이는 성질이 강하며, 현미경으로 자세히 보면 구멍이 많은 것을 볼 수 있다. 그래서 누룽지가 인체의 독소를 빨아들여 면역기능이 활성화 되도록 하는 역할을 한다. 옛날 어머니가 간장독에 숯을 띄워 놓은 것도 간장독 안에 있는 먼지 등 불순물을 흡착시키기 위함이요, 요즘 새집증후군에 시달릴 때 집안 구석에 참숯을 놓는 것도 크게 보면 숯의 해독작용을 응용한 것이다. 검은 숯이나 검은 누룽지는 탄소가 주 성분인 재(灰)다. 재는 알칼리성이다. 쌀밥이 산성(酸性)을 띠는 반면 누룽지는

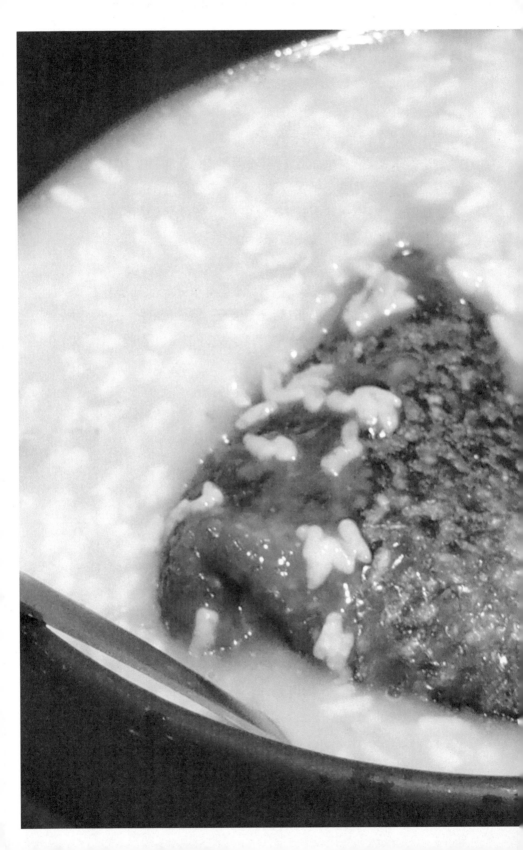

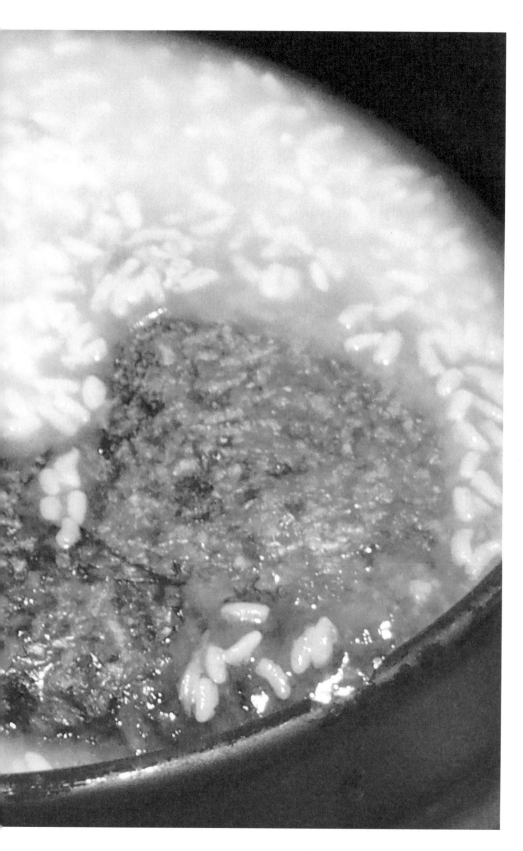

약알칼리성이니 쌀밥 식사 후 누룽지는 제격이라 할 수 있다.

　일반적으로 밥에 비해 누룽지는 딱딱하다. 이빨이 좋아야 와작와작 씹어 먹을 수 있다. 저작(咀嚼)운동은 건강에 매우 중요한 역할을 한다. 인체 두개골(頭蓋骨)은 15종 23개의 뼈가 복잡하게 합쳐진 것으로 측두하악관절만을 제외하고 모두 봉합(Suture)로 연결되어 있다. 과거 해부학자들은 두개골들은 비운동성 관절로 분류했다.

　하지만 1898년 서덜랜드(Sutherland)박사는 각각의 뼈의 봉합에서 미세한 두개골의 움직임이 있다는 것을 발견하고 움직임이 전신(全身)에 주는 영향이 크다는 것을 1920년에 학계에 발표했다. 미세하게나마 바른 봉합의 움직임이 있어야 뇌의 기능이 좋아지고 각종 전신 질환이 생기지 않는다는 것이다. 그런데 요즘 아이들은 자라면서 빨대를 사용하는 빈도가 높고 부드러운 카스테라, 과자, 크림 등의 식품을 주로 먹으면서 자란다. 그러면 생애 초기부터 턱 근육을 쓸 일이 거의 없기 때문에 턱 근육 발달이 지체되고 씹는 데 필요한 교근(咬筋)의 힘이 약해진다. 이런 상황이 지속되면 뇌에 진동을 주는 저작력이 약화되어 뇌 기능이 잘 발달하지 못해 각종 난치병을 일으킬 수 있게 된다.

　정월 대보름 새벽에 호두, 밤, 땅콩, 잣 등을 깨무는 '부럼 깨기'라는 우리 고유의 풍습이 있다. 자기 나이 수대로 깨물며, 첫 번째 것은 마당에 버린다. 깨물면서 한 해 동안 무사태평하고 만사가 뜻대로 되며, 특히 부스럼이 생기지 말라고 기원한다. 이렇게 하면 부스럼이 나지 않으며, 이가 단단해진다고 한다. 턱관절과 교근이 튼튼해야 다양한 음식물을 골고루 먹을 수 있어 부스럼이 생길 확률이 적어진다. 이 풍습에 누룽지를 포함시키고 싶고, 아울러 평상시에도 아이들에게 누룽지를 나누어 주고 싶다.

2019년 건강보험심사평가원 발표에 의하면 우리나라에서 치주질환으로 치료받은 환자 수는 1670만 명으로, 국민 4명 중 1명이 치주질환을 앓고 있다. 급성 기관지염보다 많다. 치주질환은 입속 세균과 염증이 온 몸에 영향을 미쳐서 여러 질환을 유발한다. 심장병·당뇨병·폐질환 등 전신질환을 일으켜 치주질환을 '만병의 씨앗'이라 한다.

잇몸과 구강 점막에 증식하는 세균이 혈관으로 침투해 온 몸으로 퍼져 전신질환을 야기시켜 2011년 세계보건기구(WHO)는 비감염성 질환이 치주질환과 밀접한 관련이 있다고 발표했다. 특히 잇몸 세균 중 진지발리스균·고도니균과 구강점막에 있는 뮤탄스균은 독성이 강해 암·성기능장애 등을 유발한다. 그래서 구강관리에 만전을 기해야 한다. 좀 더 자연적인 음식을 먹고, 인공 합성화합물이 안 들어 있는 100% 천연 치약을 사용해야 한다.

과학자들은 구강(口腔)에 2만 5000여 종의 박테리아가 있다고 생각한다. 구강안의 미생물 세계는 대단하다. 이를 잘 닦는다 해도 치아 고유의 박테리아 종들이 결합되어 있는 것을 제거하기는 요원하다. 대부분의 현대인들은 칫솔질을 자주 하는 편이다. 그런데 치약이 문제이다. 대부분의 시중 치약에는 석회, 이산화티타늄, 글리세린글리콜, 파라핀유, 세제성분, 인공향료, 사카린, 포름알데히드, 불소 등의 성분이 들어있다. 알고 보면 끔찍하다. 이런 치약으로 양치한 후 입안을 완벽히 헹구지 못하면 인공 화학성분은 소량이지만 먹게 되고, 양치하는 동안 입안 상피세포를 통해 몸속으로 들어간다. 양치 후에 입안은 인공 향료 등의 여운이 남는다. 자연의 향(香)은 아니다. 그런데 식사 후 누룽지를 먹으면 입안이 일부 청소도 되고 개운하고 편안한 느낌을 가질 수 있다.

　갓 만든 누룽지는 구수하고 부드럽다. 솥에 누룽지를 그대로 둔 채 물을 붓고 끓이면 숭늉이 되고, 말린 누룽지는 급할 때 식사 대용으로 그만이었다. 1905년에 나온 '프랑스 외교관이 본 개화기 조선'이란 책에는 '한국의 주부들은 쌀을 둥근 반죽과 같은 형태로 미리 오래 전에 말려두었다가 식사 때에는 이 반죽을 물에다 녹여 먹는다.'고 적고 있다. 오래 전부터 휴대용 음식, 별식, 간식으로 이용됐음을 알 수 있다. 대다수 가정이 부뚜막에 가마솥으로 밥을 짓던 1970년대까지만 해도 누룽지는 매끼 먹을 수 있는 맛있는 음식이었다. 현재 우리는 전기밥솥의 편리성에 눌려 맛있고 유익한 누룽지와는 점점 거리가 멀어지고 있다. 좁히고 싶다. 누룽지 먹으며 행복했던 어릴 적 추억을 떠올리며…

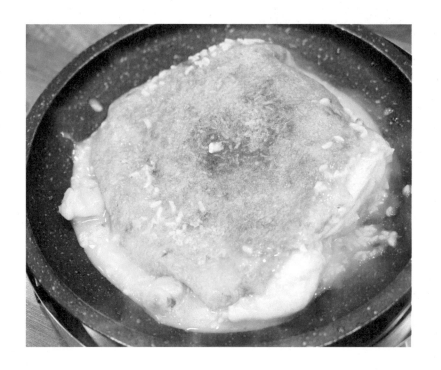

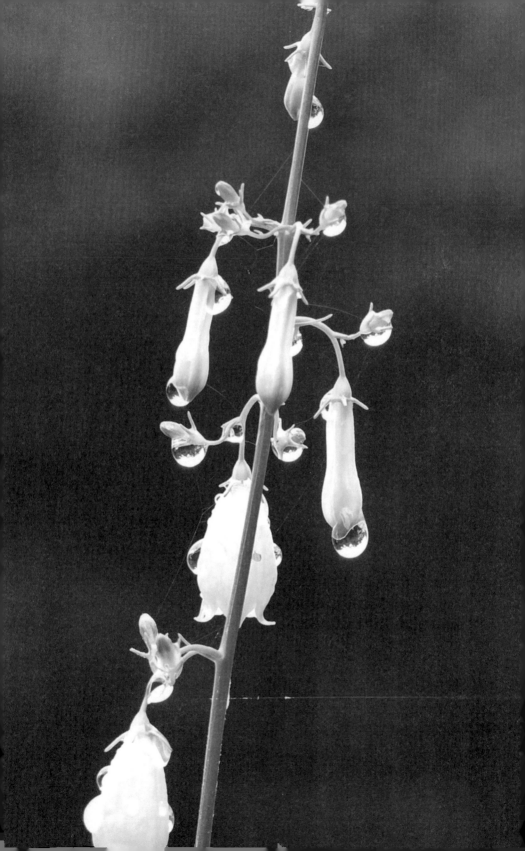

15. 잔대, 더덕, 만삼 그리고 모시대

나무하러 산에 갔던 삼촌이 돌아와 마루에 앉아 계시는 할머니에게

"잔대 좀 캐왔어요."

하며 할머니 앞에 잔대를 내놓는다.
잔대에는 반은 마르고 반은 물기가 있는 흙이 묻어 있었다.

"수고했다."

할머니는 곧바로 우물가로 가셨다. 할머니는 칫솔로 잔대를 문지르기 시작했다. 잔대는 가로 줄무늬가 있어 칫솔질을 가로로 해야 잘 닦인다. 물에 이렇게 씻고 마루로 가져왔다. 사과 깎듯 과도(果刀)를 이용하여 가로로 잔대의 껍질을 베끼시던 할머니는 나보고 말씀하셨다.

"해볼 테야?"

난 껍질 까는 게 쉬워 보여 해보겠다고 했다. 그러나 쉽지 않았다. 껍질이 잘 벗겨지지 않았고 손에 찐득찐득한 하얀 진액이 손에 많이 묻어 손놀림이 불편했다. 할머니는 껍질 벗긴 잔대 네 뿌리를 잘게 잘라 놓고 나머지는 물푸레나무 방망이로 두들겼다. 하나는 밥에 넣으려고 잘라 놓으신 것이고, 하나는 양념장에 묻혀 석쇠에 구우려고 하신다. 오늘 저녁 밥상은 잔대 밥에 잔대 구이 반찬이다. 내 손은 씻어도 여전히 끈적끈적했다.

삼촌이 캐온 잔대뿌리와 비슷한 뿌리가 있다. 더덕이다. 향도 비슷하고 하얀 진액이 나오는 것도 비슷하다. 그러나 두 식물은 다른 식물이다. 또한 잔대와 비슷한 식물인 모시대와 더덕과 비슷한 약용식물인 만삼(蔓蔘)에 대해서도 알아보자.

잔대 종류는 과거에 둥근잔대, 넓은잔대, 왕잔대, 두메잔대, 나리잔대, 진퍼리잔대, 수원잔대, 잔대, 털잔대, 당잔대, 섬잔대로 분류했는데 지금은 털잔대, 층층잔대, 진퍼리잔대, 수원잔대, 섬잔대로 분류한다. 층층잔대를 잔대와 같은 종으로 분류하니 대표로 층층잔대에 대하여 알아보겠다.

초롱꽃과 '층층잔대'는 높이 1m로 정도로 산에서 자라는 다년생초본(多年生草本)이다. 잎은 돌려나고 긴 타원형에서 긴 달걀형이며 끝이 뾰족하고 가장자리에 거친 톱니가 있다. 7~9월에 층층으로 갈라지는 가지마다 연보라색 꽃이 모여 달린다. 꽃부리는 좁은 원통형이며 암술대가 길게 나온다. 뿌리가 굵으며 전체에 잔털이 있다.

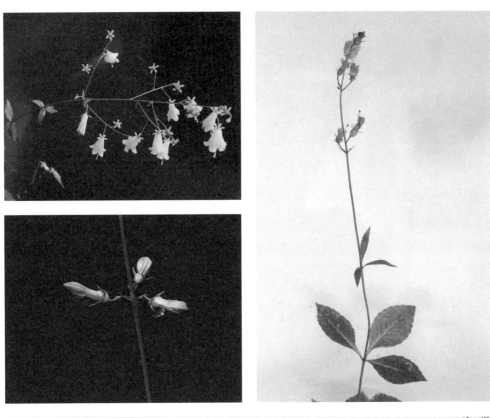
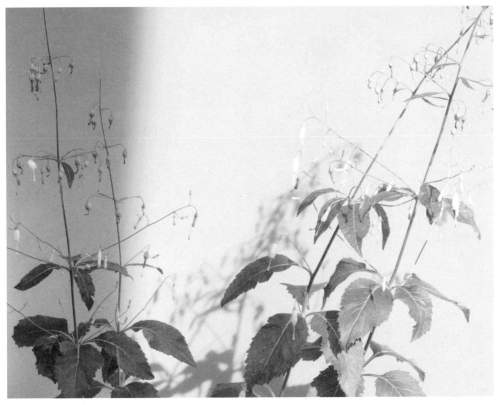

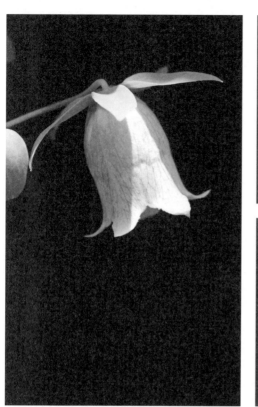
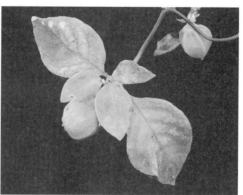
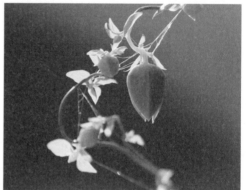
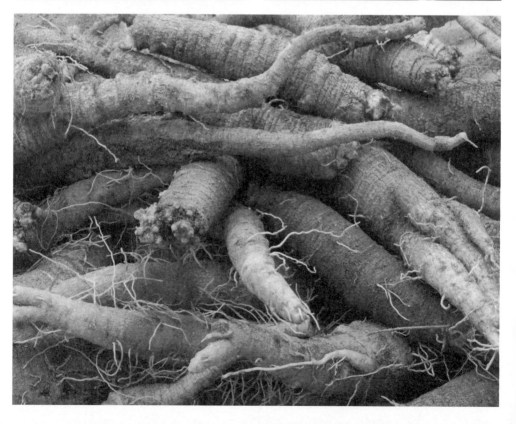

잔대의 뿌리를 '사삼(沙蔘)'이라 하며 식용·약용한다. 연한 경생엽(莖生葉)과 뿌리를 생으로 먹을 수 있다. 성미(性味)는 감(甘), 미고(微苦), 미한(微寒)이고 귀경(歸經)은 폐(肺), 위경(胃經)이다. 효능(效能)은 양음청열(養陰淸熱), 윤폐화담(潤肺化痰), 익위생진(益胃生津)이며 주치증(主治症)은 음허구해(陰虛久咳), 담혈(痰血), 조해담소(燥咳痰少), 허열후비(虛熱喉痺), 진상구갈(津傷口渴) 등이다.

초롱꽃과 '더덕'은 길이 2m 정도로 산의 숲속에서 자라는 여러해살이덩굴풀이다. 반그늘을 좋아하는 덩굴식물이다. 잎은 어긋나고 짧은 피침형에서 긴 타원형이며 짧은 가지 끝에서는 4장의 잎이 모여 달린 것처럼 보인다. 8~9월에 짧은 가지 끝에 종 모양의 연녹색 꽃이 핀다. 꽃부리는 끝이 5갈래로 얕게 갈라져서 뒤로 젖혀지며 안쪽에 진한 갈색반점이 있다.

더덕의 뿌리를 '양유(羊乳)'라 하며 식용·약용한다. 성미(性味)는 감(甘), 신(辛), 평(平)이고 귀경(歸經)은 폐(肺), 간(肝), 대장경(大腸經)이다. 효능(效能)은 익기양음(益氣養陰), 해독배농(解毒排膿), 통유(通乳)이며 주치증(主治症)은 두훈(頭暈), 두통(頭痛), 폐옹(肺癰), 유옹(乳癰), 장옹(腸癰), 창절종독(瘡癤腫毒), 나력(瘰癧), 산후유소(産後乳少), 백대(白帶), 독사교상(毒蛇咬傷) 등이다.

초롱꽃과 '만삼'은 길이 1.5~2m 정도로 산의 숲속에서 자라는 여러해살이덩굴풀이다. 잎은 어긋나지만 짧은 가지에서는 마주나고 달걀형이며 털이 있다. 7~9월에 잎겨드랑이에서 나온 긴 꽃자루 끝에 봉 모양의 백록색 꽃이 1개씩 달린다. 꽃부리는 끝이 5갈래로 얕게 갈라져서 살짝 벌어지고 안쪽에 반점이 없다.

만삼의 근(根)을 '당삼(黨蔘)'이라 하며 식용·약용한다. 성미(性味)는 감(甘), 평(平)이고 귀경(歸經)은 비(脾), 폐경(肺經)이다. 효능(效能)은 건비보폐(健脾補肺), 익기생진(益氣生津)이며 주치증(主治症)은 비위허약(脾胃虛弱), 식소변당(食少便溏), 사지핍력(四肢乏力), 폐허천해(肺虛喘咳), 기단자한(氣短自汗), 기혈량휴제증(氣血兩虧諸症) 등이다.

모시대의 주요 이명(異名)으로 지삼, 제래기, 지래기, 쓰래기, 계로기 등이 있으며 두 종류가 있다. 모시대와 도라지모시대. 도라지모시대는 송이꽃차례에 종 모양의 자주색 꽃이 피고, 모시대는 원뿔꽃차례에 자주색 꽃이 피는 것이 다르다. 도라지모시대는 태백산맥을 따라 해발 고도가 높은 산지대 능선 초지에서, 북쪽으로는 만주지역에 이르기까지 분포한다. 모시대보다 좀 더 건조한 환경에서도 산다.

초롱꽃과 '모시대'는 높이 40~100m 정도로 산에서 자라는 다년생초본(多年生草本)이다. 숲 가장자리 또는 아주 밝은 숲속에서 잘 자란다. 잎은 어긋나고 달걀형이며 얕은 심장저이고 잎자루가 길다. 7~9월에 줄기 윗부분의 엉성한 원뿔꽃차례에 넓은 종 모양의 자주색 꽃이 핀다. 꽃부리는 2~3cm 길이이며 5갈래로 갈라져 벌어지고 암술대는 꽃부리와 길이가 비슷하다. 뿌리가 굵은 편이다.

모시대의 뿌리를 '제니(薺苨)'라 하며 식용·약용한다. 성미(性味)는 감(甘), 한(寒)이고 귀경(歸經)은 폐(肺), 비경(脾經)이다. 효능(效能) 윤조화담(潤燥化痰), 청열해독(淸熱解毒)이며 주치증(主治症)은 폐조해수(肺燥咳嗽), 인후종통(咽喉腫痛), 소갈(消渴), 정옹창독(疔癰瘡毒), 약물중독(藥物中毒) 등이다. 1613년 동의보감에 그 뿌리는 인삼을 닮았고, 모든 독(毒)을 푸는 약재로 소개되어 있다. 당시 사람들은 어린잎은 삶아서 나

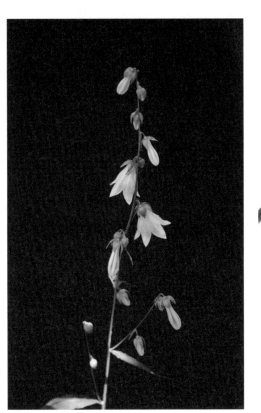
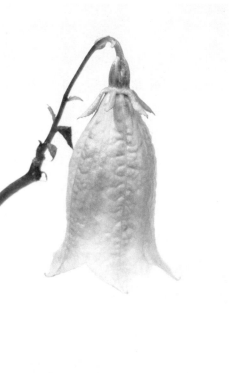
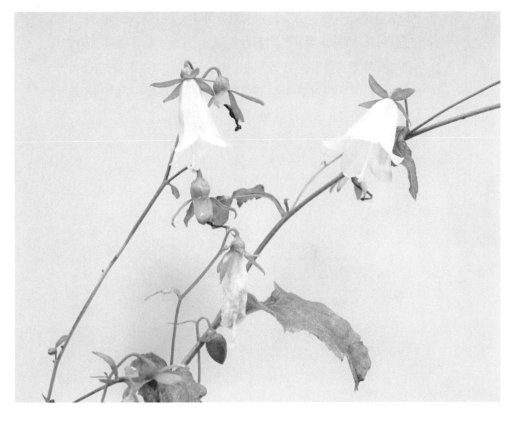

물해 먹고, 뿌리는 캐서 얇게 저미어서 구워 먹었다.

　요약하면 잔대는 사삼(沙蔘), 더덕은 양유(羊乳), 만삼은 당삼(黨蔘), 모시대는 제니(薺苨)다. 사삼은 맛이 달고 성질이 차며 폐음부족의 허증에 쓴다. 양유는 맛이 쓰고 아리다. 기침, 감기등 폐실증에 응용한다. 만삼(蔓蔘)은 맛이 달고 성질은 평(平)하다. 허증에 알맞고 폐허천해(肺虛喘咳)를 다스린다. 제니(薺苨)는 맛이 달고 성질이 차다. 폐조해수(肺燥咳嗽)와 약물중독에 응용한다. 제니는 잔대와 약효 면에서 비슷하다. 여기 소개한 초롱꽃과 4가지 약재는 비슷비슷하지만 쓰임이 조금씩 다르다. 혼동하지 말아야겠다.

　잔대속 식물은 뿌리의 소문난 약성 때문에 마구잡이로 채취되고 있다. 따라서 개체군 크기는 이미 턱없이 작고 빈약하다. 여러해살이 식물인 경우에 뿌리를 채취한다는 것은 재생가능성을 근본적으로 훼손하는 일이기 때문이다. 대서양 해양성 기후가 우세한 중부 유럽의 온대지역에서는 겨우 1종이 분포하지만 우리나라에서는 17종이 분포한다. 동북아에 다양한 식생지리를 가지고 있는 잔대도 마구잡이로 채취하면 멸종위기가 올 수 있다. 지금은 흔하다고 봐야 하지만.

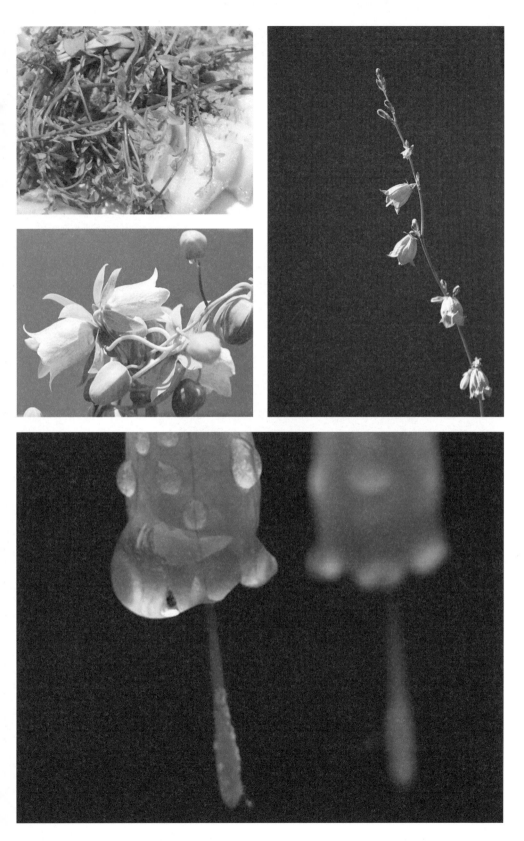

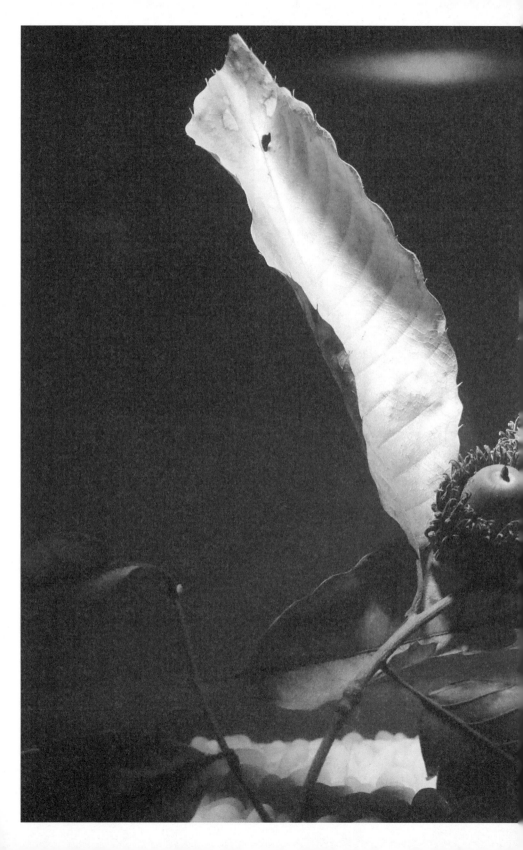

굴참나무 껍질로 만든 너와집을 '굴피집'이라고 부르는데
이를 굴피나무로 만든 집으로 오해한다.
굴피나무는 가래나무과의 갈잎 중간 키 나무다.

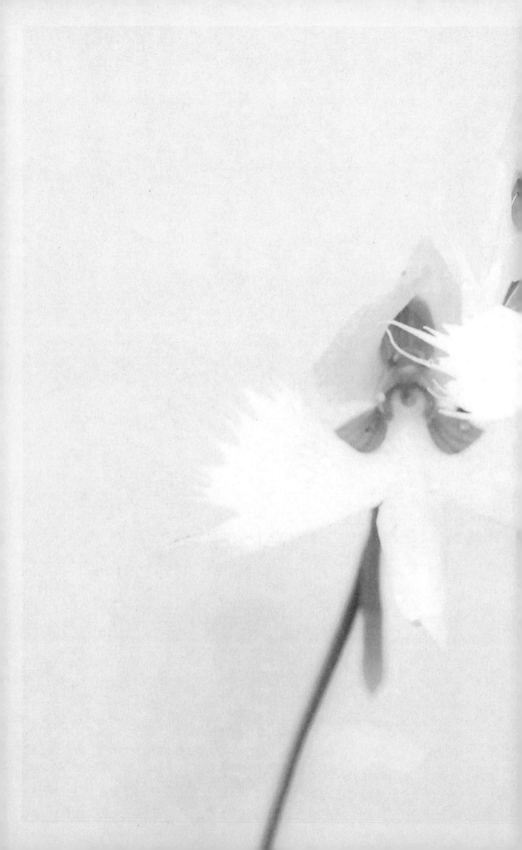

2부

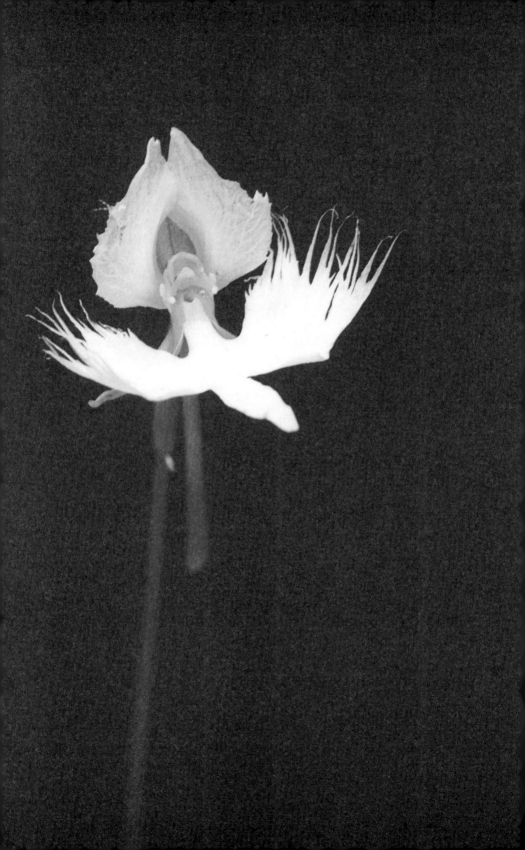

2부

포토에세이 – '해오라비 난초'

난초과 '해오라비 난초'는 양지쪽 습지에서 높이 15~40cm로 자라는 다년생초본(多年生草本)이다. 줄기 밑 부분에 3~5장의 잎이 어긋나고 7~8월에 줄기 끝에 1~2개의 흰색 꽃이 핀다. 입술꽃잎은 옆갈래조각의 가장자리가 실처럼 잘게 갈라지는데 그 모양이 날개를 편 해오라기처럼 보여서 '해오라비 난초'라 부른다.

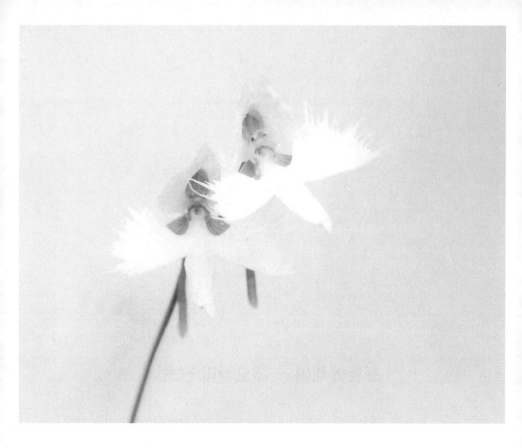

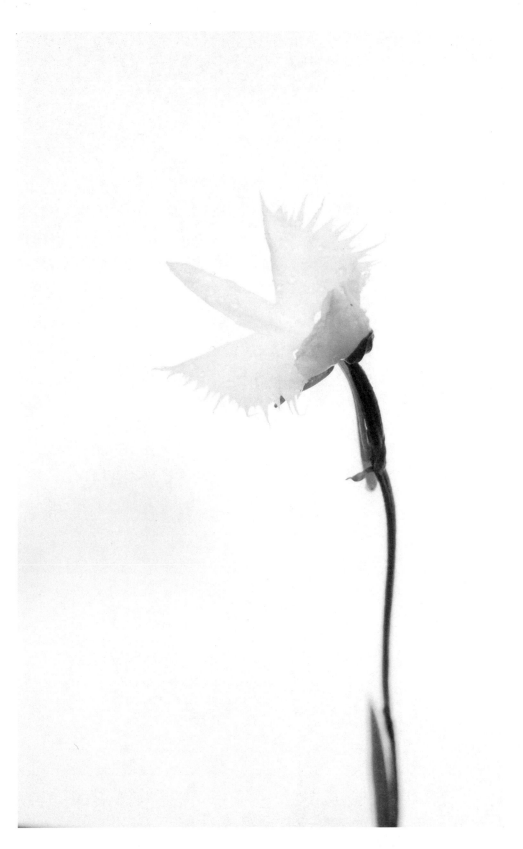

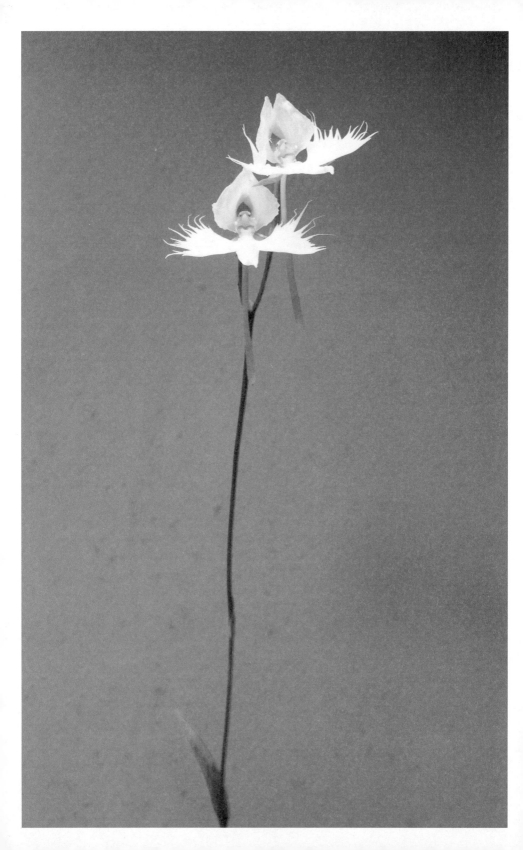

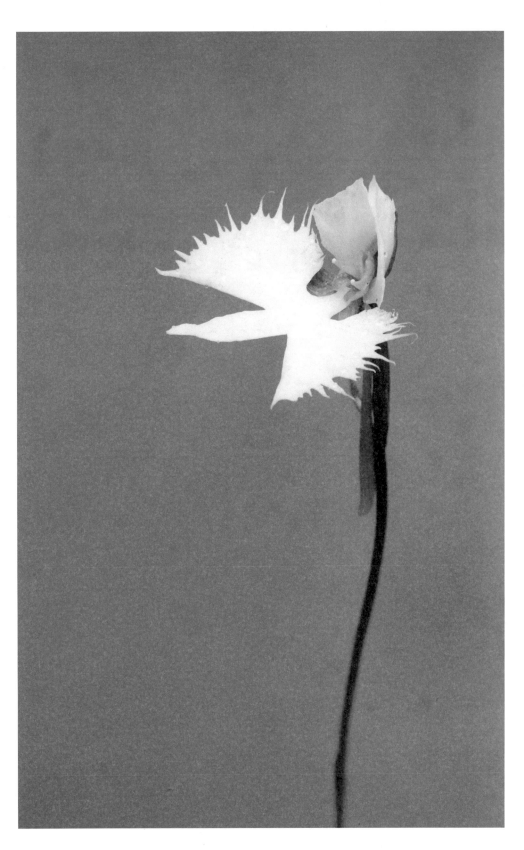

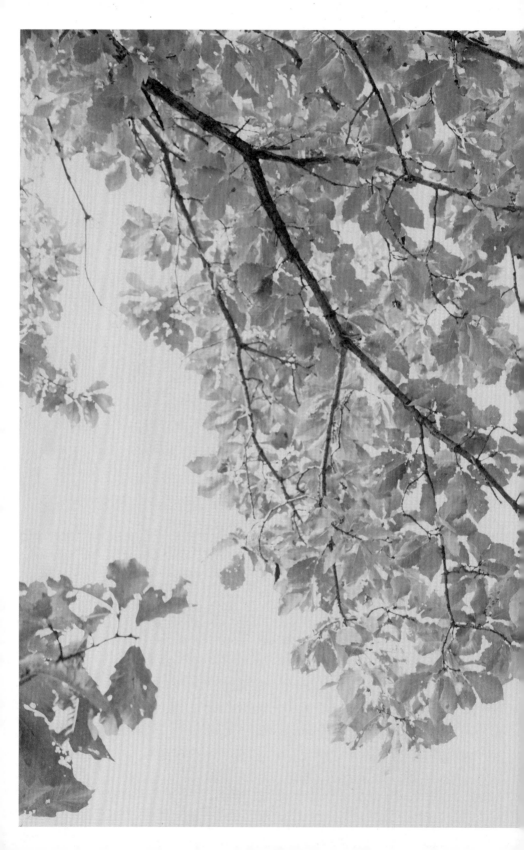

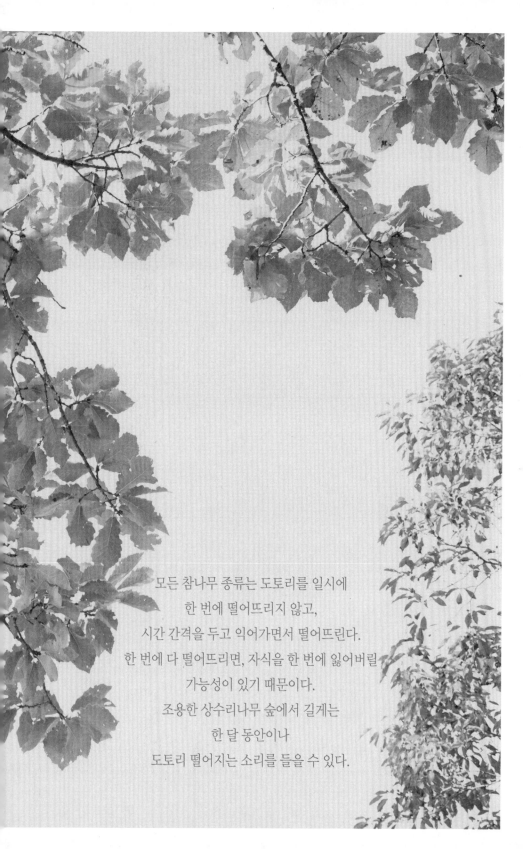

모든 참나무 종류는 도토리를 일시에
한 번에 떨어뜨리지 않고,
시간 간격을 두고 익어가면서 떨어뜨린다.
한 번에 다 떨어뜨리면, 자식을 한 번에 잃어버릴
가능성이 있기 때문이다.
조용한 상수리나무 숲에서 길게는
한 달 동안이나
도토리 떨어지는 소리를 들을 수 있다.

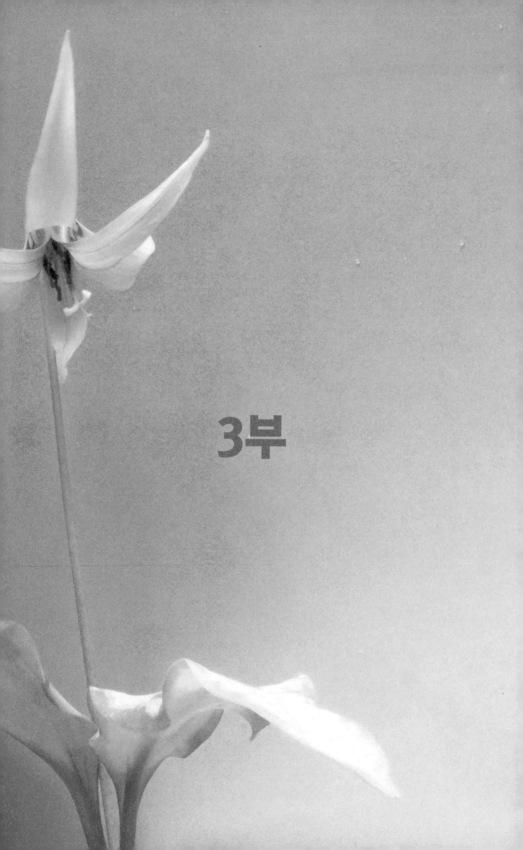

3부

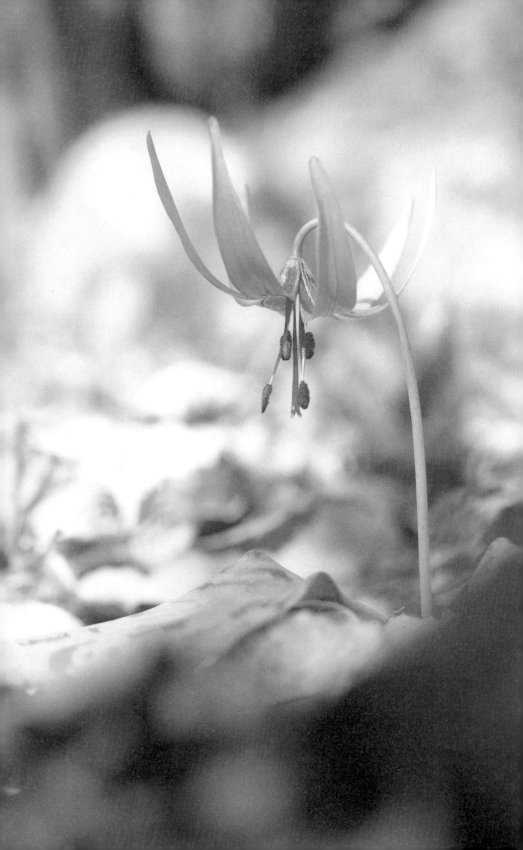

3부

1. 얼레지

작년 4월말 월요일 아침 식탁에서 아들이 나에게 물어봤다.

"어제 소백산에 친구들이랑 등산 갔다 왔는데요. 아버지 연배 되시는 분들이 산에 엎드려 무엇을 찍고 계시는데 무슨 꽃을 찍으시는 거예요? 꽤 많은 분들이 등산은 안하고 바닥에 엎드려 있었어요."

옆에 있던 아내가 설명했다.

"네 아빠도 그러신다. 똑같다. 얼마 전 화야산에 다녀오셨다."

서울서 가깝고 얼레지를 많이 볼 수 있는 산이 화야산이다. 아들은 생 강나무 꽃과 버들강아지 꽃을 보며 계곡을 따라 등산했을 것이다. 계곡 옆에서 사진동호회 회원들은 얼레지, 중의무릇, 노루귀, 앉은부채, 처녀 치마 등을 엎드려 찍고 있었을 것이다. 그려진다. 이른 봄에 볼 수 있는

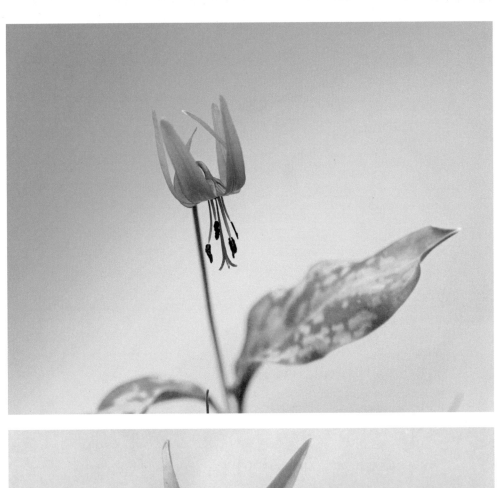

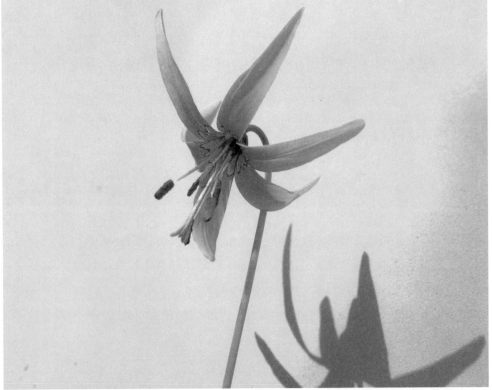

풍경이다.

백합과 '얼레지'는 숲 속에서 높이 10~20cm로 자라는 다년생초본(多年生草本)이다. 이른 봄에 두 장의 잎과 함께 꽃줄기가 나온다. 잎은 타원형이고 앞면에는 얼룩무늬가 있다. 홍자색 꽃은 밑을 보고 피며 꽃잎은 활짝 뒤로 젖혀지고 안쪽에 W자형 무늬가 있다. 얼레지가 꽃잎을 확 젖히는 이유는 곤충들에게 꿀이 많다고 광고하기 위한 것이다. 흰색 꽃이 피는 것을 '흰얼레지'라고도 한다.

엘레지의 비늘줄기를 '차전엽산자고(車前葉山慈姑)'라 하며 식용·약용한다. 완하(緩下)작용으로 변비 치료에 도움을 주며, 어린잎은 쌈 싸먹는다.

백합과 중의무릇은 중부 이북의 산의 풀밭에서 높이 15~25cm로 자라는 다년생초본(多年生草本)이다. 선형(線形) 잎은 밑 부분이 줄기를 감싸고 잎 몸은 안쪽으로 조금 말리며 비스듬히 휘어진다. 4~5월에 꽃줄기 끝에 3~10개의 노란색 꽃이 모여 피는데 꽃자루의 길이가 서로 다르다. 꽃덮이조각은 여섯 장이고 뒷면은 녹색이다.

중의무릇은 오신채를 대신해서 먹을 수 있는 무릇 종류를 말한다. 중의무릇의 비늘줄기를 '정빙화(頂氷花)'라 하며 약용한다. 강심(強心)작용이 있다.

이들 식물은 키가 작지만 꽃이 매우 아름답다. 특히 얼레지는 정오 때쯤 되면 꽃잎을 뒤로 활짝 젖혀 날렵한 모습이 힘차 보이고 강해 보인다. 10~15cm 되는 얼레지를 카메라에 온전히 담으려면 바닥에 바짝 엎드리고 햇볕이 나길 기다려야 한다. 아들은 이런 모습이 신기했나 보다.

매년 2월 중·하순에 변산바람꽃을 찍으러 전북 부안군 상서면에 필자는 간다. 변산바람꽃 자생지를 가려면 할머니 밭을 지나가야 한다. 나는 미안해 할머니에게 사탕 한 봉지를 사다드렸다. 그때 할머니께서 말씀하셨다.

"아 글쎄 옷을 잘 입은 서울 양반이 밭둑에서 옷에
흙을 다 묻히고 엎드려 뭘 찍고 있어?"

지금은 돌아가셨지만 할머니는 이른 봄 10cm 가량 높이로 꽃피우는 변산바람꽃의 아름다움은 모르셨다. 꼬까옷이 망가지는 것만 안타까워 하셨다.

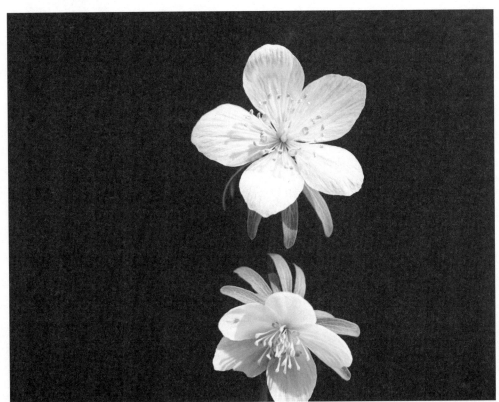

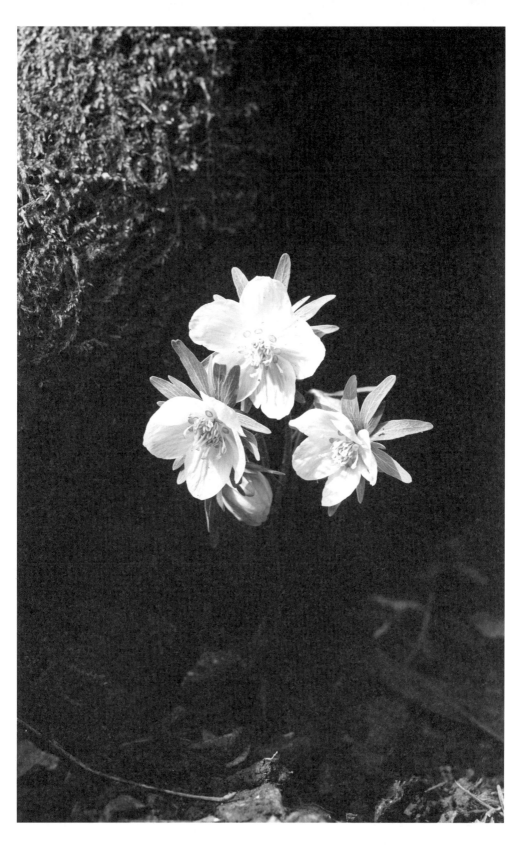

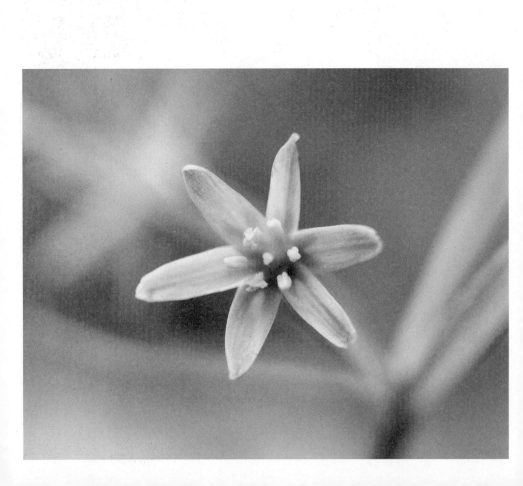

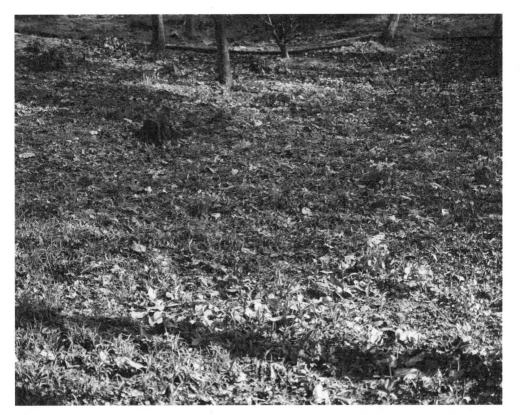

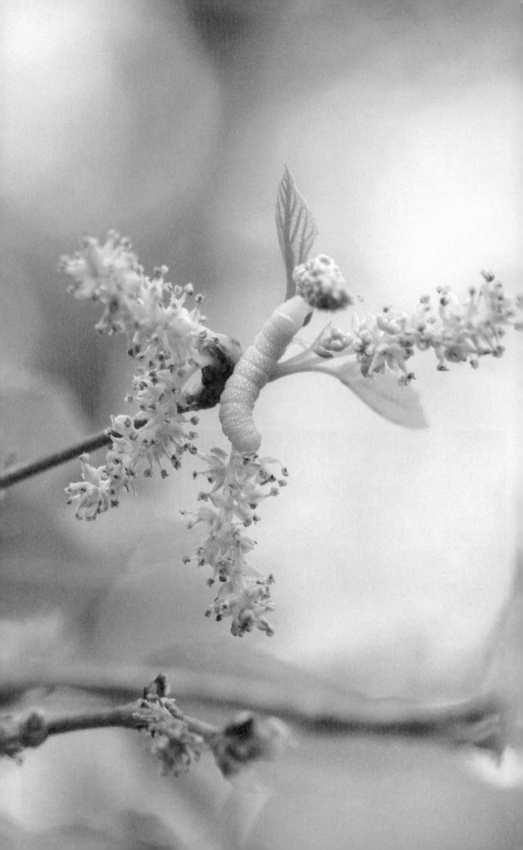

2. 뽕나무

인간에게 식용·약용으로 유용한 나무 중 뽕나무는 버릴 게 없는 나무다. 뽕나무 종류로는 뽕나무, 산뽕나무, 돌뽕나무, 꾸지뽕나무가 있으며 주로 뽕나무를 약용한다. 뽕나무과 뽕나무는 중국 원산이며 전국의 민가 주변에 야생화되어 퍼져있다. 50여 년 전쯤 농가소득의 일환으로 누에고치를 치기 위해 전국 농촌에 뽕나무를 많이 식재하였다.

뽕나무는 낙엽 교목이며 높이 12m 정도까지 자라지만 흔히 소교목상이다. 잎은 어긋나며 길이 6~20cm의 난형이다. 끝은 뾰족하고 밑 부분은 심장형이며, 가장자리에 둔한 톱니가 있다. 표면은 광택이 나며 뒷면 맥 위에 잔털이 있다. 꽃은 5월에 피며 암수딴그루(간혹 암수한그루)이다. 수꽃차례의 길이는 3~5cm이며, 암꽃차례는 1~1.5cm로 새 가지 밑 부분에서 난다. 열매는 상과(桑科)로 길이 1~2.5cm의 구형 또는 타원형이며 6~7월에 흑자색으로 익는다. 산뽕나무와 달리 잎 끝이 꼬리처럼 길어지지 않고 암술대가 보다 짧으며 열매가 익기 전에 암술대가 떨어진다. 산뽕나무는 뽕나무에 비해 길고 열매가 익을 때까지 떨어지지 않고 남아 있다.

돌뽕나무는 전남, 경기도, 경남, 강원도 이북에 드물게 분포한다. 뽕나무나 산뽕나무에 비해 잎의 광택이 적고 잎 전체에 털이 많으며 톱니가 둔하다. 잎이 깊게 갈라지는 뽕나무를 가새잎뽕나무로 구분하는데 별 의미가 없다. 꾸지뽕나무는 뽕나무과이며 우리나라 남부지방에서 높이 2~8m로 자라는 낙엽 소교목(小喬木)이다. 잎은 어긋나며 길이 5~14cm의 난형에서 타원형이고 3갈래로 갈라지기도 한다. 끝은 뾰족하고 밑 부분이 둥글며 가장자리는 밋밋하다. 표면은 짙은 녹색이고 뒷면은 흰빛이 돈다. 꽃은 암수딴그루이며 6월에 엽액(葉腋)에서 1~2개씩 두상꽃차례가 달린다. 수꽃차례는 지름 1~1.5cm이고 암꽃차례는 지름1cm이다. 열매는 상과(桑科)로 지름 2.5cm 정도의 구형이며 9~10월에 적색(赤色)으로 익는다. 수피(樹皮)는 종이를 만드는 데 이용했고 잎은 누에의 먹이로 이용해 왔다.

식용으로는 뽕잎차, 뽕잎나물무침, 뽕잎송편, 뽕잎칼국수, 뽕잎김밥, 뽕잎솥뚜껑삼겹살, 오디뽕물김치, 뽕잎밥, 오디머핀, 오디주, 오디잼, 오디시럽 등을 만들어 먹는다.

약용으로 뽕나무에 관계되는 약물은 뽕나무 잎인 '상엽(桑葉)', 신선한 뽕나무 잎에서 짠 즙액인 '상엽즙(桑葉汁)', 뽕나무 가지를 불태워 얻은 액즙(液汁)인 '상력(桑瀝)', 뽕나무 열매인 '상심자(桑椹子)', 열매로 담근 술인 '상심주(桑椹酒)', 뽕나무 가지인 '상지(桑枝)', 뽕나무 수피중(樹皮中)의 액즙인 '상피즙(桑皮汁)', 뽕나무 뿌리인 '상근(桑根)', 뽕나무 뿌리의 껍질(桑根白皮)인 '상백피(桑白皮)', 뽕잎으로 기른 누에의 죽은 것인

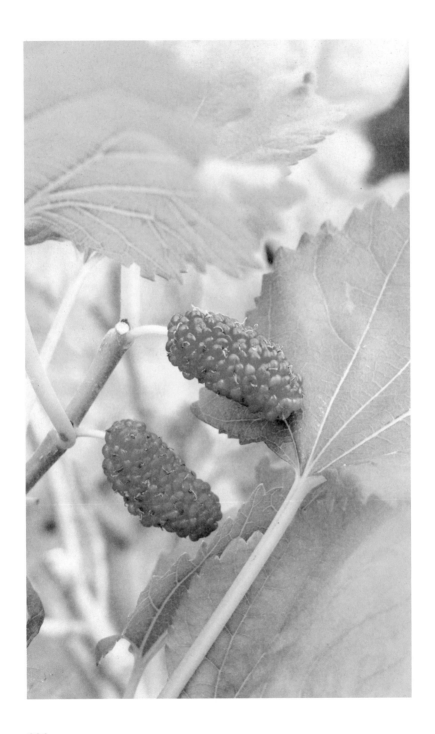

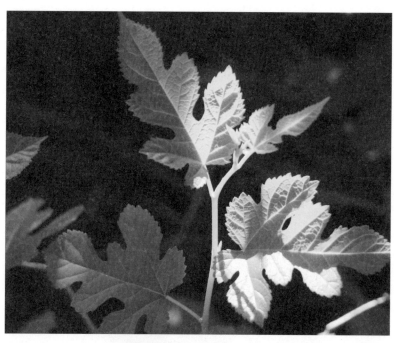

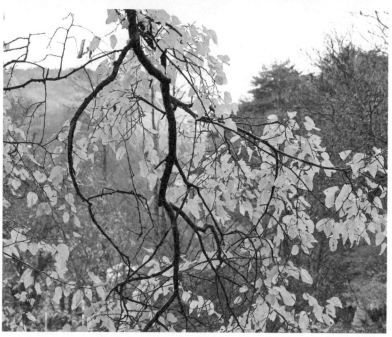

'백강잠(白殭蠶)', 뽕나무에 기생하는 '상기생(桑寄生)', 화목옥공균(火木屋孔菌)의 자실체(字實體)인 '상황(桑黃)버섯', 뽕나무가지와 줄기를 태워서 얻은 재인 '상시회(桑柴灰)' 등으로 다양하다. 정말 뽕나무에서 얻을 게 많다.

'상엽(桑葉)'의 성미(性味)는 고(苦), 감(甘), 한(寒)이고 귀경(歸經)은 폐(肺), 간경(肝經)이다. 효능(效能)은 소산풍열(消散風熱), 청폐윤조(淸肺潤燥), 청간명목(淸肝明目)이며 주치증(主治症)은 풍열감모(風熱感冒), 풍온초기(風溫初起), 발열두통(發熱頭痛), 한출오풍(汗出惡風), 해수흉통(咳嗽胸痛), 인건구갈(咽乾口渴), 간양상항(肝陽上抗), 목적종통(目赤腫痛) 등이다.

'상엽즙(桑葉汁)'의 성미(性味)는 고(苦), 미한(微寒)이고 귀경(歸經)은 간경(肝經)이다. 효능(效能)은 청간명목(淸肝明目), 소종해독(消腫解毒)이며 주치증(主治症)은 목적종통(目赤腫痛), 옹절(癰癤), 금창(金瘡), 오공교상(蜈蚣咬傷) 등이다.

'상력(桑瀝)'의 성미는 감(甘), 량(凉)이고 귀경(歸經)은 간경(肝經)이다. 효능(效能)은 거풍지경(祛風止痙), 청열해독(淸熱解毒)이며 주치증(主治症)은 파상풍(破傷風), 피부창개(皮膚瘡疥) 등이다.

'상심자(桑椹子)'의 성미(性味)는 감(甘), 산(酸), 한(寒)이고 귀경(歸經)은 간(肝), 신경(腎經)이다. 효능(效能)은 자음양혈(滋陰養血), 생진(生津), 윤장(潤腸)이고 주치증(主治症)은 간신부족화혈허정(肝腎不足和血虛精)으로 인한 두훈목현(頭暈目眩), 이명(耳鳴), 수발조백(鬚髮早白), 실면(失眠), 소갈(消渴), 요산(尿酸), 장조변비(臟躁便祕) 등이다.

'상심주(桑椹酒)'의 효능(效能)은 보익간신(補益肝腎)이며 주치증(主治症)은 신허수종(腎虛水腫), 이명(耳鳴), 이롱(耳聾) 등이다.

'상지(桑枝)'의 성미(性味)는 고(苦), 평(平)이고 귀경(歸經)은 간경(肝經)이다. 효능(效能)은 거풍습(祛風濕), 통경락(通經絡), 행수기(行水氣)이며 주치증(主治症)은 풍습비통(風濕痺痛), 중풍반신불수(中風半身不遂), 수종각기(水腫脚氣), 기체풍양(肌體風痒) 등이다.

'상피즙(桑皮汁)'의 성미(性味)는 고(苦), 미한(微寒)이며 효능(效能)은 청열해독(淸熱解毒), 지혈(止血)이고 주치증(主治症)은 구설생창(口舌生瘡), 외상출혈(外傷出血), 사충교상(蛇蟲咬傷) 등이다.

'상근(桑根)'의 성미(性味)는 미고(微苦), 한(寒)이고 귀경(歸經)은 간경(肝經)이다. 효능(效能)은 청열(淸熱), 거풍(祛風), 통락(通絡)이며 주치증(主治症)은 목적(目赤), 아통(牙痛), 근골동통(筋骨疼痛) 등이다.

'상백피(桑白皮)'의 성미(性味)는 감(甘), 신(辛), 한(寒)이고 귀경(歸經)은 폐(肺), 비경(脾經)이다. 효능(效能)은 사폐평천(瀉肺平喘), 이수소종(利水消腫)이며 주치증(主治症)은 해수(咳嗽), 해혈(咳血), 수종(水腫), 각기(脚氣), 소변불리(小便不利) 등이다.

'백강잠(白殭蠶)'의 성미(性味)는 신(辛), 함(鹹), 평(平)이고 귀경(歸經)은 간(肝), 폐(肺), 위경(胃經)이다. 효능(效能)은 거풍지경(祛風止痙), 화담산결(化痰散結), 해독이인(解毒利咽)이며 주치증(主治症)은 중풍구안와사(中風口眼歪斜), 두통(頭痛), 나력(瘰癧), 풍진(風疹), 창독(瘡毒) 등이다.

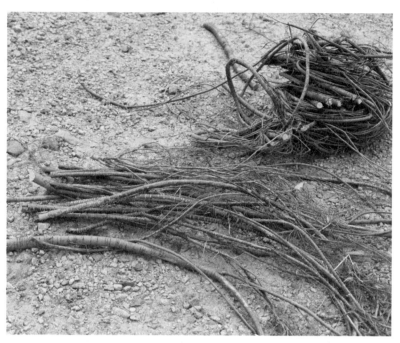

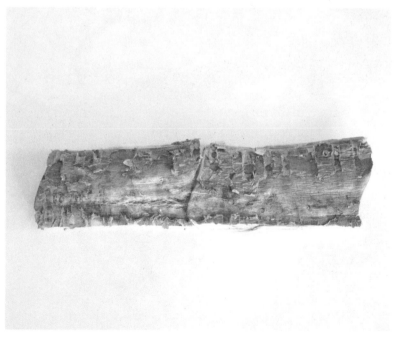

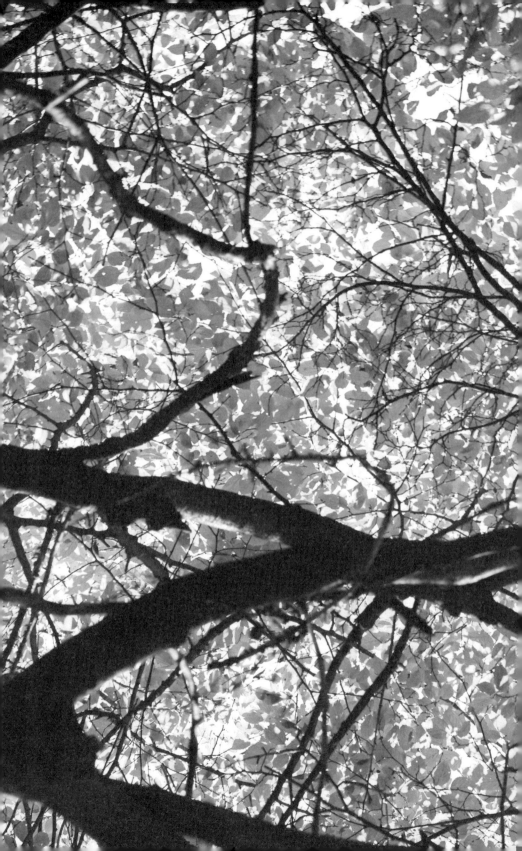

'상기생(桑寄生)'의 성미(性味)는 고(苦), 감(甘), 평(平)이고, 귀경(歸經)은 간(肝), 신경(腎經)이다. 효능(效能)은 보간신(補肝腎), 강근골(强筋骨), 거풍습(祛風濕), 안태(安胎)이며 주치증(主治症)은 요슬산통(腰膝酸痛), 근골위약(筋骨痿弱), 지체편고(肢體偏枯), 두훈목현(頭暈目眩), 변혈(便血), 태동불안(胎動不安), 붕루하혈(崩漏下血), 산후유즙불하(産後乳汁不下) 등이다.

'상황(桑黃)'의 성미(性味)는 미고(微苦), 한(寒)이며 효능(效能)은 지혈활혈(止血活血), 화음(化飮), 지사(止瀉)이고 주치증(主治症)은 혈붕(血崩), 혈림(血淋), 탈항사혈(脫肛瀉血), 대하(帶下), 경폐(經閉), 징가적취(癥瘕積聚), 벽음(癖飮), 비허설사(脾虛泄瀉) 등이다.

'상시회(桑柴灰)'의 성미(性味)는 신(辛), 한(寒)이며 효능(效能)은 이수(利水), 지혈(止血)이고 주치증(主治症)은 수종(水腫), 금창(金瘡), 두면생창(頭面生瘡) 등이다.

뽕나무는 크게 집뽕나무와 산뽕나무로 나뉜다. 집뽕나무의 한자는 상(桑)이고, 산뽕나무의 한자는 자(柘)이다. 우리가 일반적으로 이야기하는 뽕나무는 집뽕나무이며, 흔히 가상(家桑)이라 부른다. 뽕나무는 인간에게 아주 유용한 나무다.

조선 성종은 매년 4월 5일이면 뽕나무를 가꿨다. 현재 우리나라 식목일은 4월 5일이다. 하지만 식목행사는 주로 3월에 한다. 지구온난화에 따라 생태 리듬이 빨라졌기 때문이다. 최근 기상청 발표에 따르면 50년간 기온이 1.5도 이상 상승하고 겨울이 짧아졌다. 이에 따라 식목일을 앞당기자는 의견이 꾸준히 제기돼 왔다. 그렇지만 4월 5일은 조선 성종이

직접 밭을 일구고 뽕나무를 가꾼 날이며, 1910년 순종 황제가 식수한 날이라는 역사성도 있다. 그래도 앞당겨야 한다고 생각한다. 역사성보다 기후변화에 대한 대응이 먼저다. 필자는 어린이가 대변(大便)을 토끼똥처럼 볼 때 뽕잎을 많이 이용했고 어른들의 천식(喘息)에 뽕나무 뿌리껍질, 팔다리가 저릴 때는 뽕나무 가지를 처방해 효과를 많이 봤다. 뽕나무에게 고마움을 표하고 싶다.

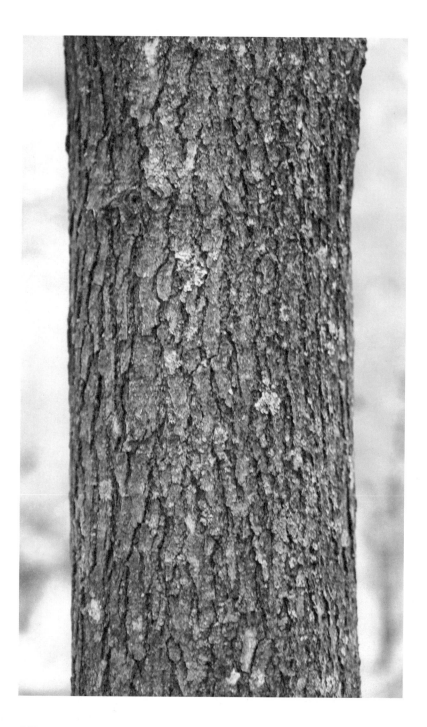

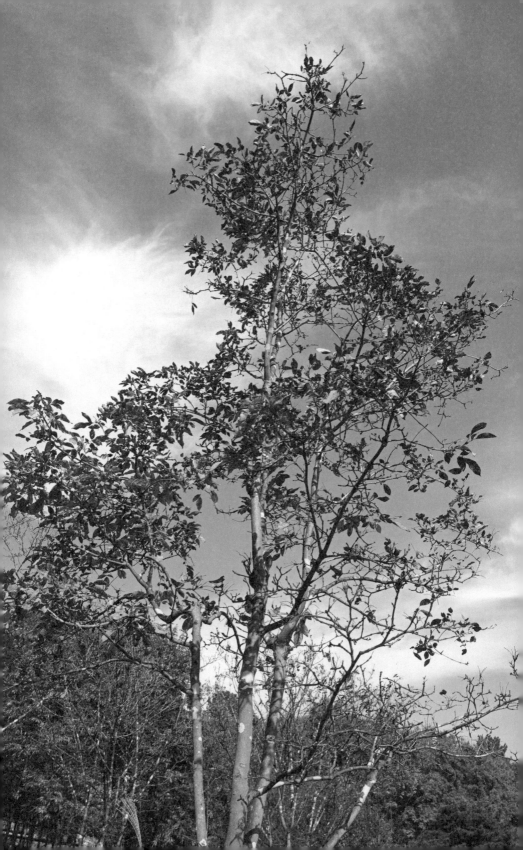

3. 물푸레나무

동네 조금 넓은 공터에서 친구들이랑 자치기 놀이를 했다. 한 뼘 되는 나뭇가지를 땅에 반쯤 비스듬히 묻고 작대기로 톡 쳐 올려 멀리 치는 놀이이다. 한참 놀고 몸은 꼬질꼬질해서 집에 돌아와 보니 대청마루에서 할머니가 국수를 밀고 있고, 어머니는 부엌 아궁이 앞에서 불을 때고 있었다. 동생과 나는 홍두깨로 국수를 만드시는 할머니 앞에 앉았다. 조금 있으면 할머니가 칼로 민 밀반죽을 썰 때가 될 것을 우리는 알기 때문이다.

늘 할머니는 국수를 썰고 마지막 끄트머리 꼬투리(꽁댕이)를 우리에게 주셨다. 우리는 이것을 받아 부엌으로 가 부지깽이에 걸어 구워 먹었다. 입 주변은 검어지지만 환한 미소는 떠나지 않았다. 과자가 귀했던 시절 할머니가 국수를 밀 때면 동생과 나는 행복했다. 국수 꼬투리는 정말 맛있었다.

옛날 농촌에서는 물푸레나무를 농사일이나 집안 살림살이의 주재료나 보조 재료로 이용했다. 도리깨, 홍두깨, 다듬이 방망이, 가르침대, 호미자루, 도마, 곡괭이자루, 칼잡이 나무, 떡메, 낫자루, 도끼자루, 멍에, 잣을 얻을 때 껍질을 부수는 요(凹)자 형으로 판 나무, 물푸레나무로 만든 조롱박, 빨래 방망이, 심지어 자치기 놀이 나무까지 물푸레나무를 다 용했다. 이 중 홍두깨는 주로 박달나무나 복사나무를 사용했지만 지역에 따라 물푸레나무도 사용했다. 그리고 물푸레나무는 염료로 이용했고, 약용도 했다. 물푸레나무 과(科)에 쇠물푸레, 물푸레나무, 들메나무, 물들메나무가 있는데 잎이나 수형이 비슷하다. 이 중 물푸레나무에 대해 알아보자.

물푸레나무는 '물을 푸르게 하는 나무'라는 뜻으로 어린 가지를 꺾어 껍질을 벗긴 후 그걸 맑은 물에 담그고 한참 기다리면 파란 물을 볼 수 있다. 그리고 바로 갈색으로 변한다. 그래서 '수청목(水靑木)', '수정목(水精木)'이라는 이름도 있다. 또한 '나무창고 나무'라는 뜻의 '목창목(木倉木)'도 있다. 나무의 재질이 창고를 만드는데 적합했음을 알 수 있다. 재질이 박달나무와 비슷하며 우수한 탄력과 내구성이 갖추어져 있다. 따라서 야구방망이의 재료가 되며, 관아에서 몽둥이를 만들어 쓰기도 했다. 북유럽 신화 속 천지창조의 신 오딘은 물푸레나무로 남자를 만들고 느릅나무로 여자를 만들었다고 한다.

물푸레나무과 물푸레나무는 전국의 산지에서 높이 15m, 지름 60cm 정도로 자라는 낙엽 교목(喬木)이다. 잎은 마주나며 우상복엽이다. 작은 잎은 길이 5~15cm의 피침형~광난형이다. 끝은 뾰족하거나 둥글고 밑부분은 쐐기형이며, 가장자리에는 물결모양의 얇은 톱니가 있다. 꽃은 수꽃양성화딴그루다. 4~5월에 새가지 끝에서 나온 길이 5~10cm의 원

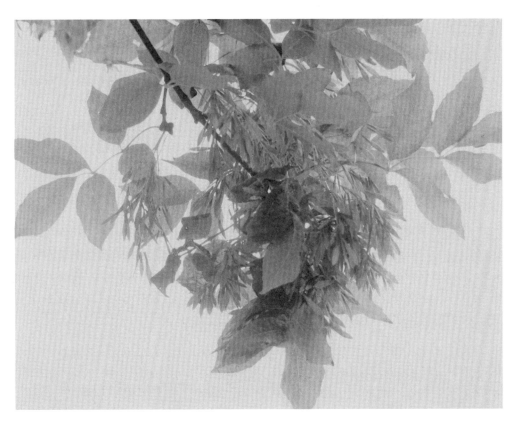

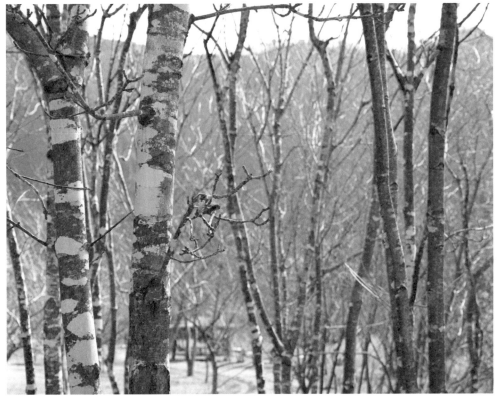

추꽃차례에 꽃이 모여 달린다. 꽃에는 꽃잎이 없다. 열매는 2.5~4cm의 장타원형이며 8~9월에 익는다. 종자는 길이 1.2~1.5cm의 장타원형이다. 물푸레나무는 들메나무에 비해 작은 잎의 수가 적고 뒷면의 주맥을 따라 갈색 털이 밀생하고, 꽃차례가 새 가지에 달리는 점이 다르다. 물푸레나무는 잎 모양이 다양해 엽형만으로는 들메나무와 구별하기 곤란하다.

물푸레나무의 말린 수피(樹皮)를 '진피(秦皮)'라 하며 약용한다. 성미(性味)는 고(苦), 삽(澁), 한(寒)이고 귀경(歸經)은 간(肝), 담(膽), 대장경(大腸經)이다. 효능(效能)은 청열조습(淸熱燥濕), 청간명목(淸肝明目)이며 주치증(主治症)은 습열사리(濕熱瀉痢), 대하(帶下), 목적종통(目赤腫痛), 폐열해수(肺熱咳嗽) 등이다.

기구재, 가구재, 관상용, 약용으로 쓰이는 물푸레나무의 영어 표기가 '코리언 애쉬(Korean Ash)다. 이는 한국 물푸레나무라는 뜻이다. 물푸레나무는 한국 원산이고 나무로 만든 물품에는 선조들의 문화가 녹아 있다. 멍에, 홍두깨, 도마, 낫자루, 몽둥이…

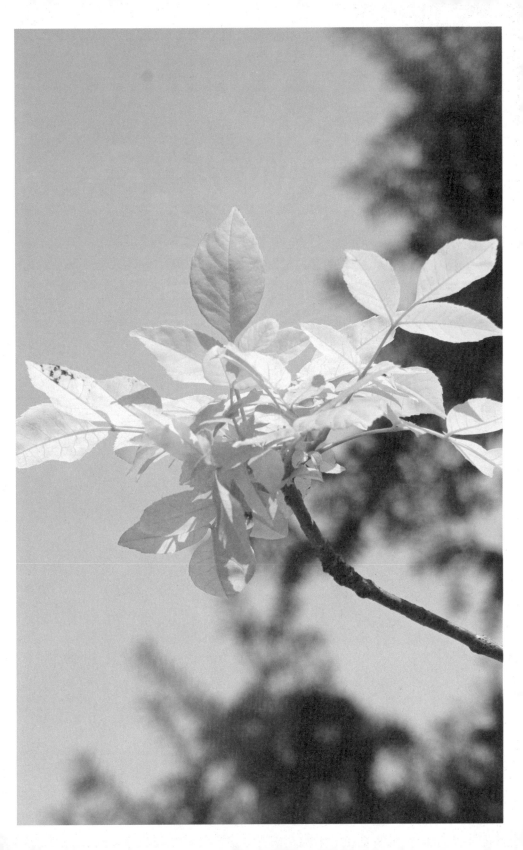

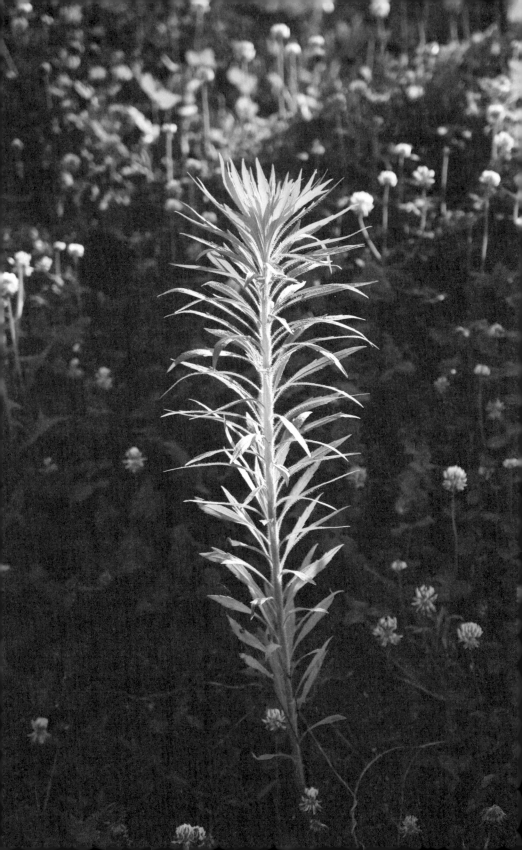

4. 망초(亡草)

어렸을 때 우리가 뒷동산에 올라 전쟁놀이할 때 여동생은 친구들이랑 동네 양지바른 담벼락 밑에서 소꿉놀이를 자주했다. 우리가 지나갈 때면 놀이하는 것을 건들지 말라며 우리를 경계했다. 동생의 놀이에는 사금파리, 헝겊, 나뭇조각, 꽃잎, 풀잎 등이 살림살이였는데 특이한 것은 개망초꽃을 계란 프라이라고 하며 노는 것이다. 개망초꽃을 자세히 보니 진짜 계란 프라이 같았다.

우리나라에 있는 망초에는 '망초', '큰망초', '개망초', '봄망초', '주걱개망초', '실망초' 등이 있다. 이 식물들은 귀화 식물이다. 150년 전 구한말 때 원산, 인천 등의 개항지에서부터 퍼진 식물이다. 충격 완화용으로 물건 상자의 옆에 넣었던 풀의 씨앗이 퍼진 것이다. 옛사람들은 신속히 전국으로 망초가 퍼지는 모습을 보며, 나라가 망할 것이라 예측했다. 그리고 한일합방이 됐다. 따라서 '망초', '망국초'라 했다. 그 식물이 이 망초류(亡草類)다. 우리나라에는 대략 4000여 종(種)의 자생식물이 있는데 귀화식물은 대략 250여 종이 있다. 원산지에서도 잡초로 분류되거나 유해식물로 분류되는 것이 대부분이다. 우리나라에 들어와서 크게 해를 끼치는 식물로는 가시박, 돼지풀, 단풍잎돼지풀, 가시비름, 서양등골나물 등이 있다. 개화기 이전에 이미 귀화한 종은 고귀화식물종, 그 이후에 귀화한 종은 신귀화식물종으로 구분한다. 망초는 구한말 개화기(1890년대) 이후에 들어온 신귀화식물종에 속한다.

'망초'는 '잔꽃풀'이라고도 한다. 국화과 두해살이풀로 높이 50~150cm로 자란다. 북아메리카 원산으로 길가나 빈터에서 자란다. 줄기는 가지를 많이 치며 원뿔형이 된다. 전체에 거센털이 있다. 잎은 어긋나고 거꿀피침형이며 가장자리에 2~4쌍의 톱니가 있고 점차 가늘어진다. 7~9월에 가지마다 흰색 꽃송이가 달리는데 작은 혀꽃이 돌려난다. 개망초에 비해 꽃이 볼품없이 피는 듯 마는 듯 진다.

'큰망초'는 국화과 두해살이풀로 높이 80~180cm로 자란다. 북아메리카 원산으로 길가나 빈터에서 자란다. 줄기는 거센털이 있다. 잎은 어긋나고 피침형이며 가장자리에 5~9쌍의 톱니가 있고 위로 갈수록 가늘어지며 톱니도 없다. 7~9월에 가지마다 흰색 꽃송이가 달리는데 둘레의 혀꽃은 아주 작다. 달걀형 총포는 4mm정도 길이로 작다.

'개망초'는 국화과 두해살이풀로 높이 50~100cm로 자란다. 북아메리카 원산으로 길가나 빈터에서 자란다. 줄기는 골속이 차있고 전체에 거센털이 있다. 잎은 어긋나고 긴 달걀형~피침형이며 가장자리에 몇 개의 톱니가 있다. 7~9월에 가지마다 피는 흰색 꽃은 지름 2cm 정도이다. 가장자리 혀꽃은 100장 정도이다. 흰 혀꽃에 노란 중심부를 보고 아이들은 '계란꽃' 또는 '계란 프라이 꽃'이라 부른다. 따라서 개망초꽃은 망초꽃

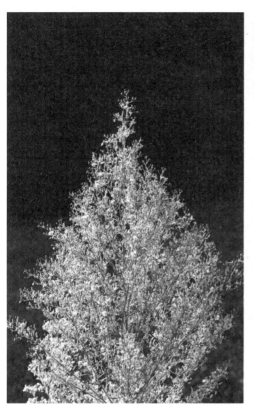
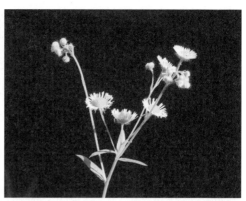
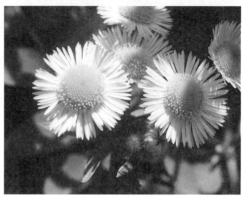
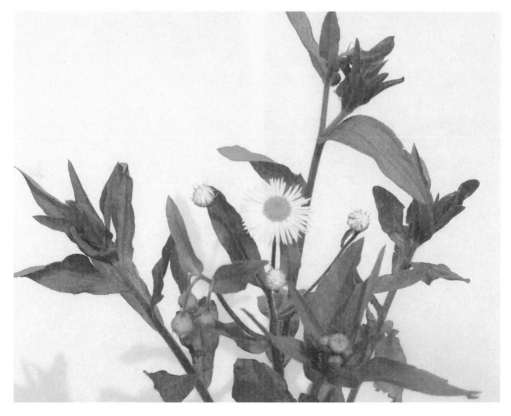

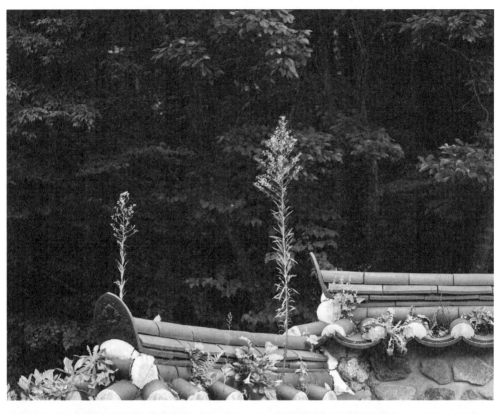

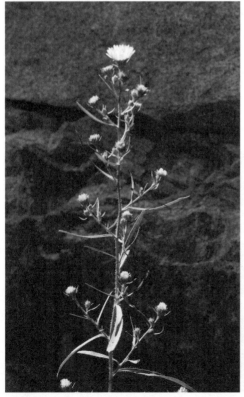

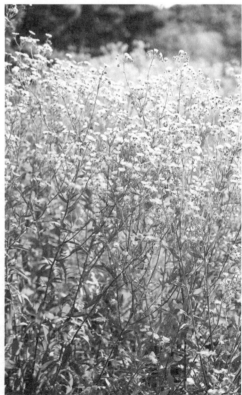

보다 더 예쁘다. 개망초로 염색을 하면 적은 양으로도 물이 잘 들고 매염제에 대한 반응이 좋아서 다양한 색을 얻을 수 있다. 고운 색을 낸다.

'봄망초'는 국화과 두해~여러해살이풀로 높이 30~80cm로 자란다. 북아메리카 원산으로 길가나 빈터에서 자란다. 줄기는 골속이 비었고 연한 털이 있다. 잎은 어긋나고 주걱형이며 가장자리에 몇 개의 톱니가 있다. 7~9월에 줄기와 가지 끝마다 피는 흰색 꽃은 지름 2~2.5cm 정도이다. 가장자리 혀꽃은 실처럼 가늘고 150~400장 정도이다.

'주걱개망초'는 국화과 한두해살이 풀로 높이 30~100cm로 자란다. 유럽 원산으로 길가나 빈터에서 자란다. 줄기는 골속이 차있고 위로 향한 털이 있다. 잎은 어긋나고 주걱형이며 가장자리에 톱니가 없다. 7~9월에 줄기와 가지 끝마다 피는 흰색 꽃은 지름 14~15mm이다. 가장자리 혀꽃은 120장 정도이다.

'실망초'는 국화과 한두해살이 풀로 높이 30~90cm로 자란다. 남아메리카 원산으로 남부지방에서 자란다. 전체에 회백색 털이 촘촘하다. 뿌리잎은 피침형이고 잎몸이 깃꼴로 갈라진다. 7~9월 가지마다 피는 흰색 꽃송이가 달린다. 총포는 종 모양이며 5~6mm 길이이다.

망초의 전초(全草)를 소비봉(小飛蓬)이라 하며 식용, 약용할 수 있다. 그늘에 말려 쓴다. 성미(性味)는 미고(微苦), 신(辛), 량(凉)이며 효능(效能)은 청열이습(清熱利濕), 해독소종(解毒消腫)이고 주치증(主治症)은 이질(痢疾), 장염(腸炎), 간염(肝炎), 담낭염(膽囊炎), 중이염(中耳炎), 결막염(結膜炎), 질타손상(跌打損傷), 풍습골통(風濕骨痛), 창절종통(瘡癤腫痛), 외상출혈(外傷出血), 습진(濕疹) 등이다.

개망초의 전초(全草)를 일년봉(一年蓬)이라 하며 식용, 약용할 수 있다. 햇볕에 말려 쓴다. 성미(性味)는 고(苦), 량(凉)이며 효능(效能)은 청열(清熱), 지혈(止血), 소식(消食), 절학(截瘧)이고 주치증(主治症)은 임파선염(淋巴腺炎), 아염(牙炎), 혈뇨(血尿), 독사교상(毒蛇咬傷), 장염(腸炎), 학질(瘧疾), 소화불량(消化不良) 등이다.

실망초의 전초(全草)를 '야당호(野塘蒿)'라 하며 식용, 약용할 수 있다. 성미(性味)는 고(苦), 량(凉)이며 효능(效能)은 청열해독(清熱解毒), 제습지통(除濕止痛)이고 주치증(主治症)은 감모(感冒), 풍습관절통(風濕關節痛), 유정(遺精), 백대(白帶), 창양농종(瘡瘍膿腫) 등이다.

얼마 전 TV방송에 망초(亡草)를 설명하는 장면이 나왔다. 그런데 망초(亡草)의 한자가 망초(芒硝)로 나오는 것이 아닌가. 방송 사고다. 왜 이런 일이 일어났냐 하면 한약재 중 박초(朴硝)를 두 번 가공하여 만든 황산나트륨을 망초(芒硝)라 한다. 이 망초(芒硝)는 광물이다. 한글은 하나인데 한자와 약재는 둘이다. 주의해야겠다.

망초류(亡草類)는 전국에 대단히 많이 퍼져, 토착식물을 밀어내고 있다. 망초가 봄철 나물로 아주 좋다. 어린 망초대 나물은 다른 어느 나물 못지않게 맛있다. 그리고 약성(藥性)이 좋으니 많이 채취해 먹었으면 좋겠다. 채취자체가 인간의 먹거리나 건강에 도움이 되고 있으며, 토착식물이 숨을 좀 쉬게 된다. 그리고 광복이 되고 건국(建國)이 됐으니 망초(亡草)를 망초(芒草)라 해야겠다.

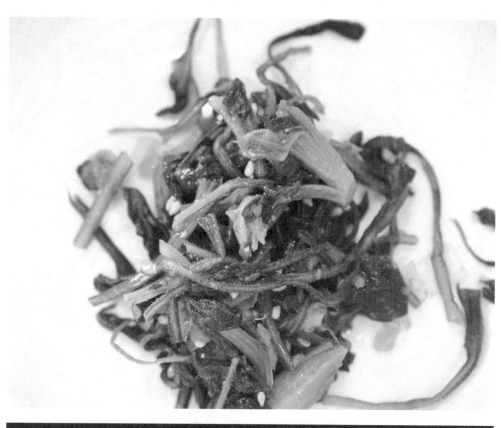

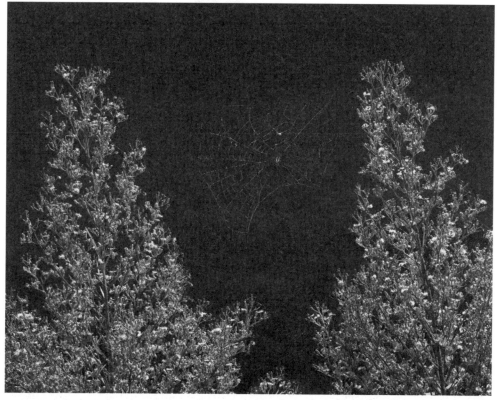

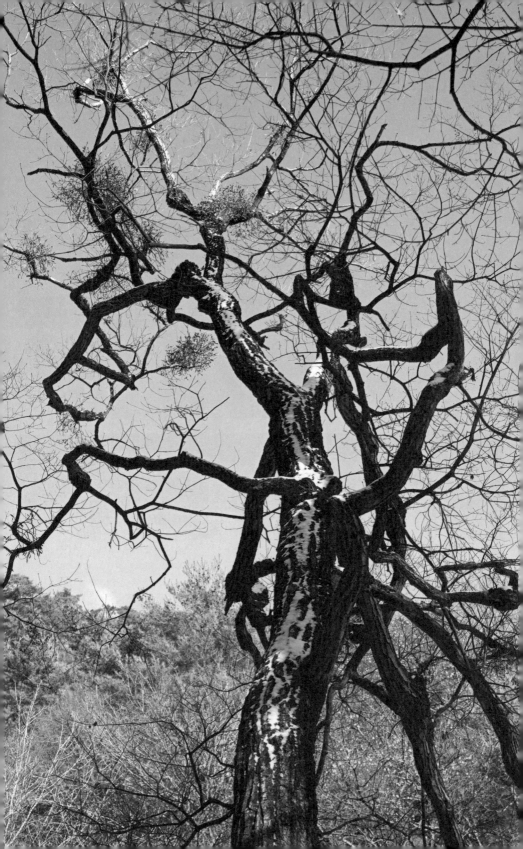

5. 곡기생(槲寄生)

눈내리는 겨울 산을 오르다 보면 갈참나무에 공처럼 생긴 녹색 바구니 같은 것이 매달려 있는 것을 볼 수 있다. 참나무류에 기생하는 겨우살이다. '곡기생(槲寄生)'이라 한다. 우리나라에 자생하는 겨우살이는 동백나무겨우살이, 겨우살이, 꼬리겨우살이, 참나무겨우살이가 있다. 일반적으로 한약재로 쓰는 것은 상기생(桑寄生), 곡기생(槲寄生), 풍향기생(楓香寄生)인데 상기생과 풍향기생은 중국에 있고, 우리나라에서는 주로 곡기생(槲寄生)을 한약재로 이용한다. 겨우살이에 대해 알아보자.

겨우살이는 주로 참나무류, 팽나무류, 느릅나무류, 오리나무류, 박달나무류에 기생하지만 드물게 야광나무, 산사나무, 사시나무에도 기생한다. 단향과 '겨우살이'는 전국의 산지 및 마을 숲에 자생하는 반기생성 상록 소관목으로 높이 30~80cm 정도로 자란다. 가지는 녹색 또는 황록색이며 새둥지 같이 둥근 수형을 이룬다. 가지마디 간격은 5~10cm이며

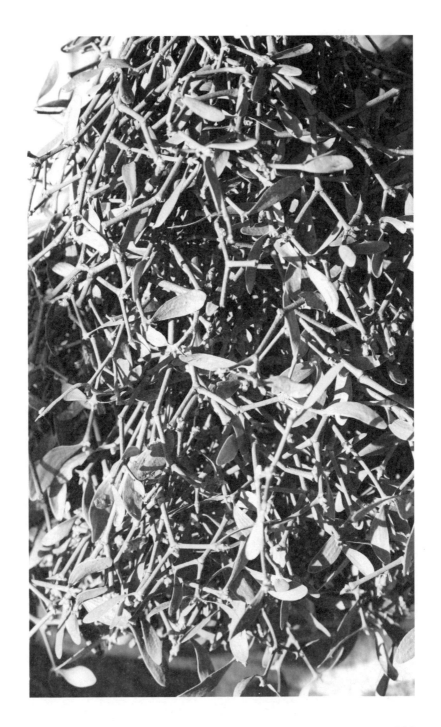

다소 부풀어 있다.

겨울눈은 마디 사이에서 난다. 잎은 마주나며 길이 3~7cm의 장타원상 피침형이다. 끝은 둥글고 밑 부분은 차츰 좁아져 잎자루에 붙으며 가장자리가 밋밋하다. 두꺼운 가죽질이며 양면에 모두 털이 없다. 꽃은 암수딴그루이며, 3~4월에 가지 끝에 황색의 꽃이 몇 개씩 모여 달린다. 열매는 장과(漿果)로 지름 6~8mm의 구형이며 10~11월에 밝은 황색으로 익는다. 종자는 길이 5~6mm의 납작한 타원형~난형이며 점액질의 과육에 싸여 있다. 이 열매가 겨우살이의 전파 매개체가 된다. 새가 겨우살이의 끈끈한 과육을 먹다가 부리에 달라붙은 종자를 주변의 나뭇가지에 닦아내거나, 열매를 먹고 다른 나무로 날아간 새가 옮겨간 나무 위에 소화되지 않은 종자를 배설함으로써 종자가 다른 곳으로 전파된다.

단향과 '동백나무겨우살이'는 경남, 전남의 도서 지방과 제주도 일대의 상록수에 기생한다. 반기생성 상록 소관목이며 높이 5~30cm 정도로 자란다. 전체가 녹색이며 가지가 많이 갈라진다. 가지는 보통 마주 달리며 녹색 혹은 황록색을 띤다. 줄기는 평평하고 마디로 연결되어 있다. 마디와 마디 사이는 7~17mm이다. 잎은 퇴화되어 돌기 모양이고 마디 사이에서 돌려난다.

꽃은 7~8월에 녹색 또는 황록색으로 3~6개씩 모여 달린다. 암수한그루다. 열매는 장과(漿果)로 지름 2mm 정도의 구형이다. 이듬해 6~11월에 적황색으로 익는다. 종자는 길이 1mm 정도의 타원형이고 점액질의 과육에 싸여 있다. 광나무, 사스레피나무, 감탕나무, 육박나무, 비쭈기나무 등에 자란다. 그리고 개화기와 결실기가 겹치므로 꽃이 필 무렵 익어가는 열매를 동시에 볼 수 있다.

217

꼬리겨우살이과 '꼬리겨우살이'는 꽃과 열매가 '꼬리 모양으로 길게 자라는 겨우살이'라는 의미이다. 강원도, 충북, 경북, 경남, 제주도 산지의 낙엽활엽수에 기생한다. 개체 수가 많지 않아 희귀수종이다. 반기생성 낙엽 소관목이며 20~40cm 정도로 자란다. 수피는 연한 갈색 또는 암갈색이며 광택이 나고 겉에 피목이 흩어져 있다. 잎은 마주나며 길이 2~4cm의 타원형이다. 꽃은 6~7월에 새 가지 끝에서 나온 길이 3~5cm의 수상꽃차례에 황록색의 양성화가 10~20개 모여 달린다. 종자는 장과(漿果)로 지름 6~8mm의 구형이며 10~11월에 황색으로 익는다. 종자는 길이 4mm 정도의 타원형이다.

꼬리겨우살이과 '참나무겨우살이'는 제주도 낮은 지대의 상록수에 기생하며 반기생 낙엽 소관목으로 높이 80~100cm 정도로 자란다. 잎은 마주나고 길이 2~6cm의 광타원형에서 난형이다. 끝은 둥글거나 둔하고 밑 부분은 둥글거나 평평하며, 가장자리가 밋밋하다. 엽질은 가죽질로 다소 두껍다. 10~11월에 엽액과 줄기에 2~7개의 양성화가 모여 달린다. 열매는 장과(漿果)로 길이 8~10mm의 장타원형이며 적갈색의 성상모가 밀생한다. 월동 후 2~3월 경에 황갈색으로 익는다. 참나무겨우살이는 구실잣밤나무, 동백나무, 후박나무, 육박나무, 생달나무, 조록나무, 삼나무 등에 기생한다.

주로 참나무류에 자라는 곡기생의 줄기(莖)와 가지(枝)를 '곡기생(槲寄生)'이라 하며 약용한다. 성미(性味)는 고(苦), 감(甘), 평(平)이고 귀경(歸經)은 간(肝), 신경(腎經)이다. 효능(效能)은 보간신(補肝腎), 강근골(强筋骨), 거풍습(祛風濕), 안태(安胎) 등이고 주치증(主治症)은 요슬산통(腰膝酸痛), 풍습비통(風濕痺痛), 태동불안(胎動不安), 태루하혈(胎漏下血) 등이다.

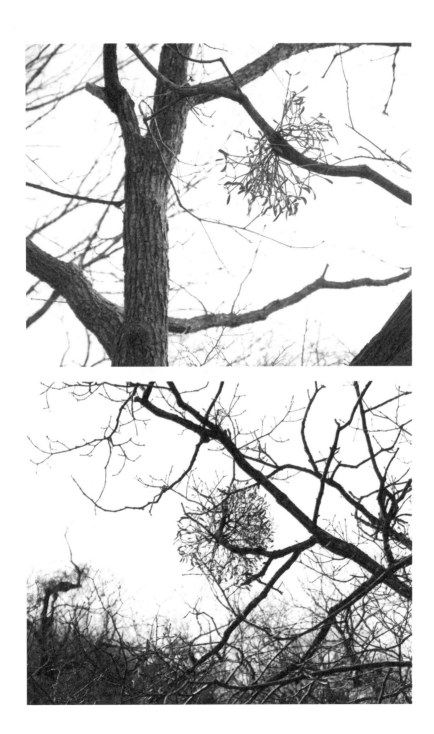

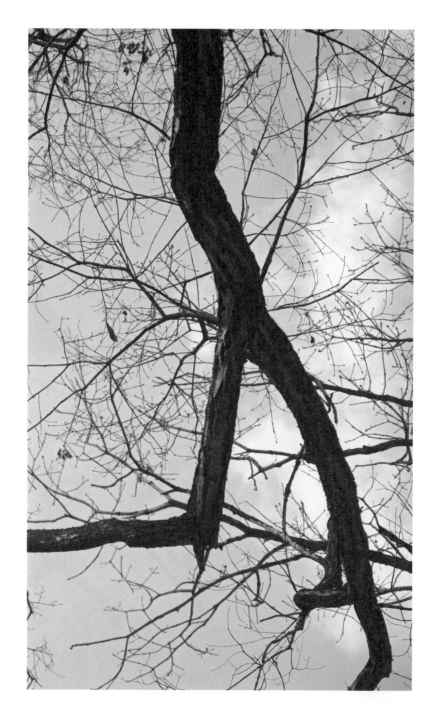

곡기생(槲寄生)의 효능을 살펴보면 간장(肝臟)과 신장(腎臟)을 보(補)하는 효과 외에 안태(安胎)작용으로 태동불안(胎動不安), 태루하혈(胎漏下血)을 치료한다. 임신(姙娠) 기간에 쓸 수 있는 한약이다. 임신 중 감기약(양약)을 3일만 먹어도 의사는 유산(流産)을 권유한다. 실제로 감기약을 먹고 임신부와 뱃속의 아이가 위험한 경우를 주변에서 본다. 이미 70여 년 전 영국에서는 감기 걸렸을 때 항생제(抗生劑) 처방을 할 필요가 없다고 발표했다.

감기의 주 원인은 바이러스다. 세균 죽이는 항생제 처방은 의미가 없다는 것이다. 그런데 우리나라는 감기에 항생제 처방을 많이 하는 나라다. 감기 걸렸을 때 임신부는 항생제를 먹으면 안 되고 일반인은 괜찮다는 말인가? 양약은 대부분 석탄, 석유에서 추출한 인공 합성화합물이다. 갈근탕, 쌍화탕 같은 천연화합물이 아니다. 따라서 임신부는 감기에 걸렸을 때 항생제를 처방받을 게 아니라, 곡기생을 차(茶)처럼 끓여 먹는 것이 좋다. 간장(肝臟), 신장(腎臟)을 보(補)하고 안태(安胎) 작용이 있는 천연물이기 때문이다.

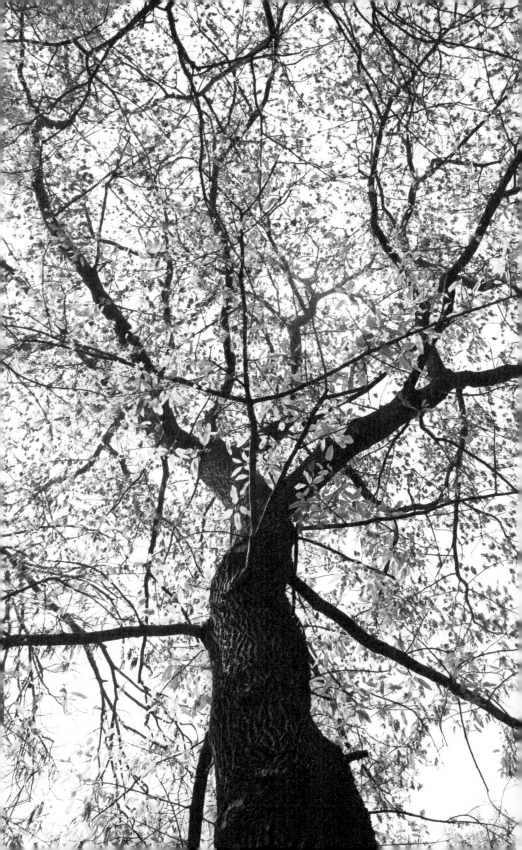

6. 참나무에는 참나무가 없다.

흔히 참나무로 많이 불리지만 '참나무'라는 나무는 없고, 도토리가 달리는 나무를 총칭하여 참나무라고 부르고 있다. 우리나라 참나무에는 '상수리나무', '굴참나무', '갈참나무', '졸참나무', '신갈나무', '떡갈나무' 이렇게 여섯 가지가 있다. 참나무는 참나무과 참나무속(Quercus속) 식물을 통틀어 말하는 것으로 참나무라는 식물명은 없다. 속명 퀘르쿠스는 '좋은 목재'라는 뜻이며, 참나무 역시 '진짜 나무'라는 뜻이다. 단단한 목재로 술통을 만들기도 하고, 난대지방에서는 두꺼운 껍질을 코르크 재료로 썼으며, 우리나라에서는 열매를 음식으로 목재는 참숯으로 이용했다. 자세히 알아보자.

참나무과(科) '상수리나무'는 도토리나무를 뜻하는 '상실(橡實)나무'에서 유래했다. 꿀밤나무라고도 한다. 낙엽교목(落葉喬木)으로 높이 20~25m, 지름 1m 정도로 자란다. 한국이 원산지다. 수피(樹皮)는 회갈색이며 불규칙하게 세로로 깊게 갈라진다. 잎은 어긋나고 장타원형상 피침형이다. 끝은 길게 뾰족하고 밑 부분은 둥글며, 가장자리에는 예리한 톱니가 있다. 꽃은 암수한그루이며 4~5월에 핀다. 열매는 2년지에 1~2개씩 달리며 각두(殼斗)를 포함해 지름 1.5~4.2cm다. 견과(堅果)는 길이 1.5~2cm의 난형 또는 타원상이며 이듬해 10월경에 익는다.

모든 참나무 종류는 도토리를 일시에 한 번에 떨어뜨리지 않고, 시간 간격을 두고 익어가면서 떨어뜨린다. 한 번에 다 떨어뜨리면, 자식을 한 번에 잃어버릴 가능성이 있기 때문이다. 조용한 상수리나무 숲에서 길게는 한 달 동안이나 도토리 떨어지는 소리를 들을 수 있다. 어치, 다람쥐, 청설모, 멧돼지, 고라니 등 들짐승들은 이 사실을 알고 여러 날 상수리나무를 찾아온다.

상수리나무는 굴참나무와 비슷하지만 잎 뒷면이 광택이 있는 연한 녹색이며, 수피에 코르크가 발달하지 않은 것이 다르다. 참나무 종류 가운데 가장 빨리 성장하는 나무다. 남부지방에서는 어린 나무일 때 1년에 무려 1m씩이나 큰다. 양지바르고 온난한 입지를 좋아하고, 해발이 낮은 산비탈과 구릉지대에서 그리고 남부지방에서 출현 빈도가 높다. 상수리나무는 사람이 관리하는 곳에서만 숲을 만드는 특성이 있다. 숲에서 먹거리로 도토리나 버섯을 얻고, 에너지원으로 땔감을 얻고, 여러 가지 생활 목재나 건축재도 얻었다.

갈잎 큰 키 상수리나무라는 이름이 붙여진 연유에는 여러 전설이 있는데 한 가지만 소개하겠다. '임진왜란 때 의주로 피난 간 선조의 수라상에 먹을 것이 마땅치 않아 도토리묵을 자주 올렸다. 맛을 들인 선조가 궁으로 돌아와서도 도토리묵을 좋아해 늘 수라상에 올렸다.'라고 하여 붙여진 이름이라는 것이다. 참나무류 상수리나무 상(橡)자에 수라상 혹은 최

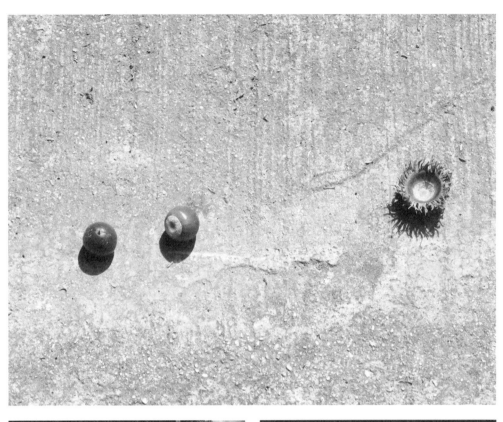

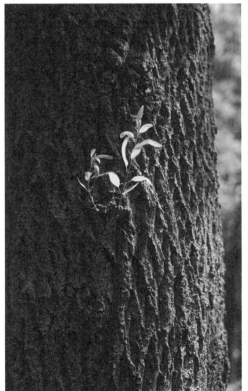

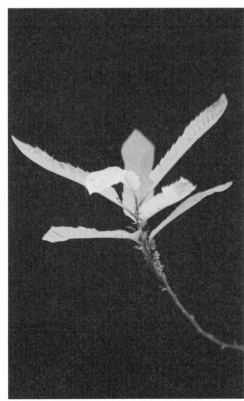

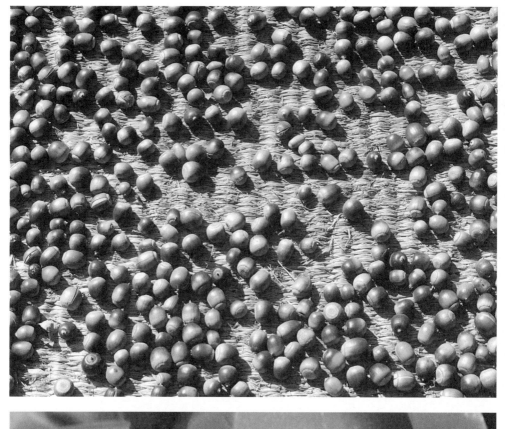

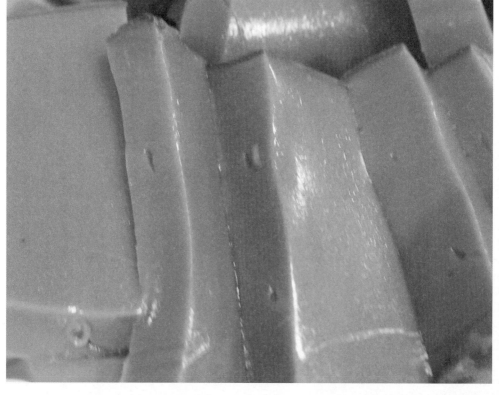

고의 의미가 합쳐져 '상수리나무'가 되었다. 한반도 전역에서 만주 땅에 이르기까지 우리가 사는 땅에 가장 많고 대표적인 나무가 상수리나무다. 민초들은 상수리나무를 그냥 참나무로 불렀다.

상수리나무의 과실(果實)을 '상실(橡實)'이라 하며 식용·약용한다. 2년 만에 익는다. 성미(性味)는 고(苦), 삽(澁), 미온(微溫)이고 귀경(歸經)은 비(脾), 대장(大腸), 위장(胃臟)이다. 효능(效能)은 수렴고삽(收斂固澁), 지혈(止血), 해독(解毒)이며 주치증(主治症)은 설사이질(泄瀉痢疾), 변혈(便血), 치혈(痔血), 탈항(脫肛), 소아산기(小兒疝氣), 창옹(瘡癰), 유선염(乳腺炎), 고환염(睾丸炎) 등이다.

어렸을 때 삼촌이 설사(泄瀉) 병(病)이 걸렸을 때 옆집에 도토리묵을 얻으러 심부름 간 기억이 있다. 도토리의 삽미(澁味)와 효능을 보면 삼촌의 설사병은 속히 나았을 것이다. 옛날에는 항시 집에 도토리묵이나 쪄서 말린 도토리가 있었다. 식구 중 병이 나면 긴요히 이용했다. 집에 없으면 옆집에서 구해왔다.

요즘은 도토리 묵밥이나 도토리 무침을 즐겨 해 먹는다. 도토리묵 만드는 방법은 다음과 같다. 가을에 도토리를 주워 환수(還水)하고 잘 말려 가루를 얻는다. 도토리가 떫고 쓰기 때문이다. 물 5.5 대 가루 1로 솥에 넣고 한 방향으로 저어준다. 소금과 들기름을 약간 넣어도 좋다. 나무 주걱으로 저어주다 주걱을 세워 보았을 때 똑바로 서 있으면 그만 끓이고 틀에 넣고 굳힌다. 도토리묵의 지혈(止血)작용과 해독(解毒)작용은 인체에 무리가 없고 서서히 효과를 볼 수 있어 인스턴트, 육식을 과하게 먹는 현대인에게 꼭 필요하다. 각종 공해에 찌들어 있는 작금의 현실에 필요한 약이자 먹거리다. 다람쥐만 먹어야 하는 것은 아니다. 나눠 먹어야겠다.

'수피에 깊은 골(굴)이 지는 참나무'라는 뜻을 지닌 참나무과 '굴참나무'는 골참나무에서 굴참나무가 됐다. 굴참나무는 낙엽교목(落葉喬木)으로 높이 25~30m, 지름 1m 정도로 자란다. 수피는 회백색이며 코르크가 두껍게 발달하고 세로로 깊게 갈라진다. 잎은 어긋나고 길이 8~15cm의 난상 타원형이다. 끝은 뾰족하며 가장자리에 예리한 톱니가 있다. 잎자루는 1~3cm다. 꽃은 암수한그루이며 4~5월에 핀다.

열매는 각두를 포함해서 1.5cm, 지름 2.5~4cm다. 각두는 반구형이며 가시 모양의 총포편이 나선상으로 밀생한다. 견과(堅果)는 길이 1.5cm 가량의 넓은 난형 또는 둥근꼴이며 이듬해 10월경에 익는다. 상수리나무와 유사하지만 잎 뒷면이 회백색이고 수피에 코르크가 발달한 것이 특징이다. 코르크 병마개, 표고버섯 재배의 재료목으로 이용한다. 그리고 열매와 수피를 이용하여 갈색으로 염색한다.

굴참나무의 과각(果殼) 혹은 과실(果實)을 '청홍완(靑紅碗)'이라 하며 약용한다. 성미(性味)는 고(苦), 삽(澁), 평(平)이며 효능(效能)은 수렴(收斂), 해독(解毒)이고 주치증(主治症)은 해수(咳嗽), 구사(久瀉), 구리(久痢), 치루출혈(痔漏出血), 두선(頭癬) 등이다.

굴참나무는 가장 굵직한 도토리를 생산한다. 겨울철 야생동물에게 매우 귀중한 식량자원이다. 그런데 가뭄이 지속되는 해에는 도토리가 적게 열리는 해거리를 한다. 우리나라 남부지방에 상수리나무가 많다면 굴참나무는 중북부지방으로 갈수록 많다. 굴참나무는 상수리나무에 비해 훨씬 춥고 건조한 입지에까지 분포한다. 북쪽으로 랴오닝성 남단까지 분포하며, 주로 개마고원 이남에서 마을로부터 멀리 떨어진 산지에 산다. 반면에 상수리나무는 온난한 마을 근처 숲이나 숲정이에서만 분포한다.

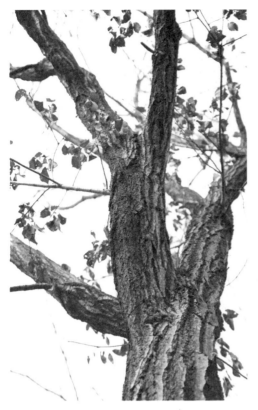
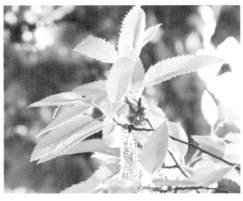
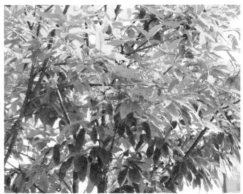
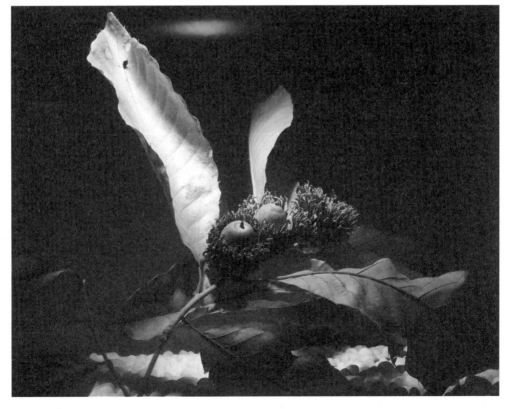

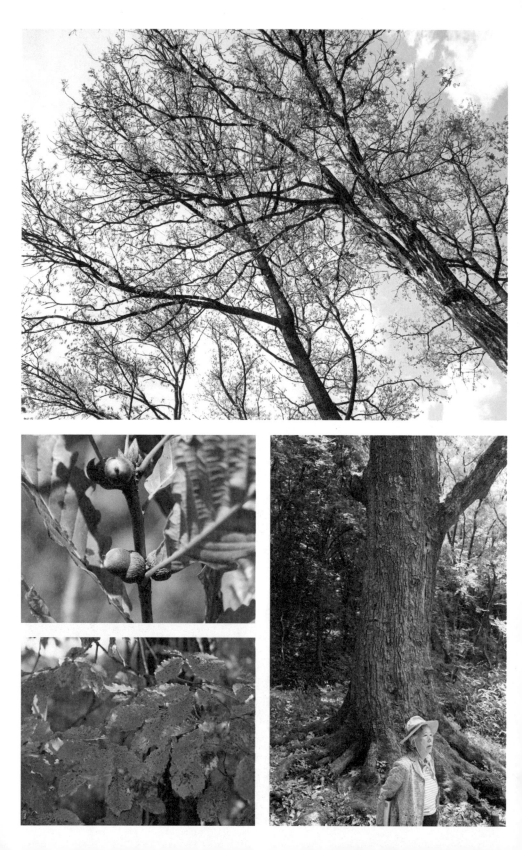

굴참나무는 참나무 종류 가운데 목재가 가장 무겁고 단단하다. 강도가
리기다소나무의 약 두 배나 된다. 재질의 특성 상 고기잡이 그물이나 낚
시의 부표(浮漂)로 이용했다. 옛사람들은 겨울에 지붕에서 물이 새면 지
붕을 박목(樸木) 껍질로 덮었다. 박목이 굴참나무다. 굴참나무 껍질로 만
든 너와집을 '굴피집'이라고 부르는데 이를 굴피나무로 만든 집으로 오
해한다. 굴피나무는 가래나무과의 갈잎 중간 키 나무다.

참나무과 '갈참나무'는 낙엽교목(落葉喬木)으로 높이 25m, 지름 1m
정도로 자란다. 수피는 회색 또는 흑갈색이고 얇고 불규칙하게 그물처럼
갈라진다. 잎은 어긋나고 길이 5~30cm의 도란상 장타원형이다. 양끝
이 뾰족하며 가장자리에 톱니가 있다. 잎자루는 1~36mm다. 꽃은 암수
한그루이며 4~5월에 잎이 나면서 동시에 핀다. 열매는 각두(殻斗)를 포
함해서 2cm 정도다. 각두의 인편은 삼각상 피침형이며 비늘처럼 붙어있
다. 견과(堅果)는 길이 1.5~2cm의 난형이며 9~10월에 익는다. 떡갈나
무나 신갈나무에 비해 잎자루가 길며, 졸참나무에 비해 잎이 크고 가장
자리에 물결모양 톱니가 있다. 늦게까지 낙엽이 남아있고 단풍의 색깔이
눈에 잘 띄는 황갈색이라서 '가을참나무'란 뜻으로 갈참나무라는 이름
이 붙었다. 목재는 가구, 펄프제나 표고재배원목 등 다양하게 활용되며
열매와 수피를 이용해 갈색으로 염색할 수 있다.

갈참나무는 우리나라에서는 쉽게 볼 수 없다. 대체로 양지바른 산골짜
기나 산기슭의 비옥한 땅에서 자라는 희소성으로 경북 영주시 단산면에
육백 년 쯤 된 천연기념물 제285호로 지정된 갈참나무는 학술 가치가 매
우 높다. 이 나무는 조선시대 창원 황씨의 황전이 심었는데 동네 사람들
은 매년 정월대보름에 마을 입구 언덕에 살고 있는 나무에 마을의 안녕
과 풍년을 기원하는 제사를 지낸다고 한다.

참나무 종류 중 잎과 열매가 가장 작아 졸참나무라 불리는 나무가 있다. 참나무과 '졸참나무'는 낙엽교목(落葉喬木)으로 높이 25m, 지름 1m 정도로 자란다. 수피는 회색에서 회백색이고 세로로 길고 불규칙하게 갈라진다. 잎은 어긋나고 길이 2~19cm의 난상 피침형이다. 끝은 뾰족하며 가장자리의 톱니는 안쪽으로 다소 굽는다. 꽃은 암수한그루이며 4~5월에 잎이 나면서 동시에 핀다. 열매는 견과(堅果)로 각두를 포함해서 1.5~2cm 정도다. 9~10월에 익는다. 각두와 각두의 인편 길이는 국내 자생하는 낙엽성 참나무류 중에서 가장 짧다. 갈참나무에 비해 작고 뒷면이 희지 않으며, 안쪽으로 굽은 예리한 톱니가 있다. 열매는 식용하며 열매와 수피를 이용해 갈색으로 염색한다. 참나무 중 가장 작은 도토리가 열리지만 가장 맛있다.

졸참나무의 과실(果實)을 '강목(杠木)'이라 하며 약용한다. 성미(性味)는 고(苦), 미온(微溫)이며 설사(泄瀉), 이질(痢疾), 탈항(脫肛)의 병증(病症)에 응용한다. 그리고 졸참나무는 갈참나무, 떡갈나무, 신갈나무 등과 함께 꽃이 핀 해에 열매가 성숙하는데, 이들 열매는 모두 털이 없는 게 특징이다.

참나무과 '신갈나무'는 낙엽교목(落葉喬木)으로 높이 30m, 지름 1.5m 정도로 자란다. 수피는 회색에서 회갈색이고 세로로 불규칙하게 갈라진다. 잎은 어긋나고 가지 끝에서 모여 나는 것처럼 보인다. 길이 7~20cm의 장타원형이다. 끝은 둔하고 밑 부분은 귀모양이며 가장자리에는 물결모양의 둔한 톱니가 있다. 꽃은 암수한그루이며 4~5월에 잎이 나면서 동시에 핀다. 열매는 각두를 포함해서 2~3cm 정도이다. 각두의 인편은 삼각상 피침형이며 비늘처럼 붙어 있다. 견과(堅果)는 길이 2~2.4cm의 좁은 난형이며 9~10월에 익는다. 졸참나무 또는 갈참나무에 비해 잎자

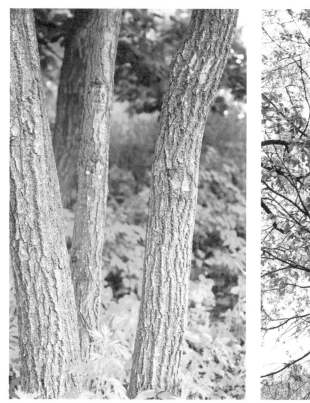
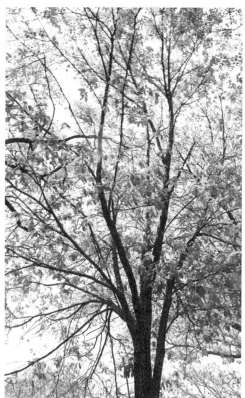
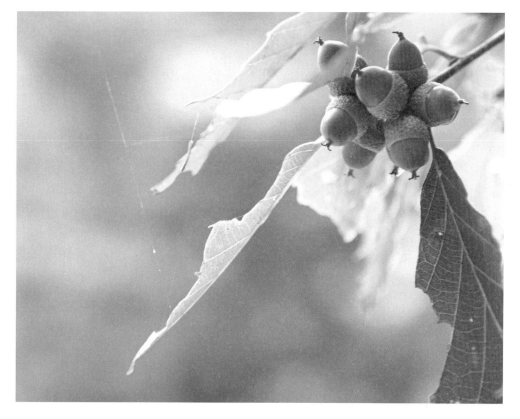

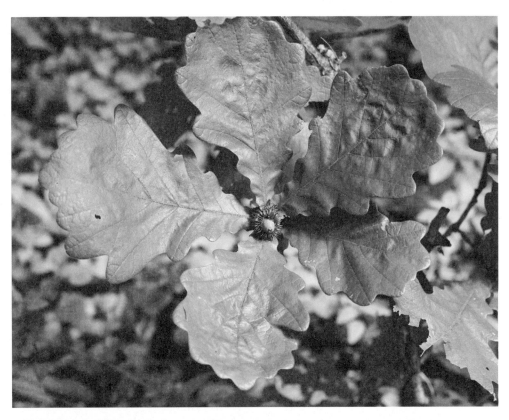

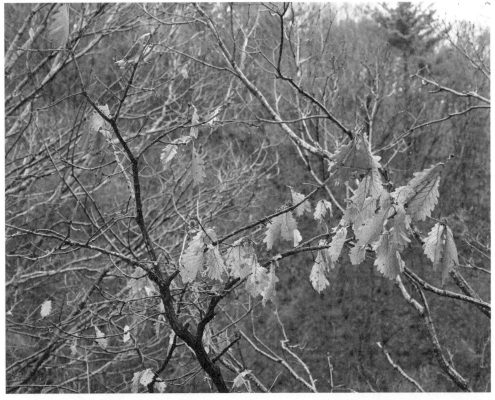

루가 매우 짧고 잎 귀부가 귀 모양으로 되는 것이 특징이다. 나무꾼들이 숲 속에서 짚신 바닥이 헤지면 잎을 짚신바닥에 깔아 사용했다고 해서 신갈나무라는 이름이 붙여졌다. 그리고 국내 자생하는 참나무류 중에서 해발고도가 가장 높은 곳까지 자란다.

신갈나무의 수피(樹皮)를 '작수피(柞樹皮)'라 하며 약용한다. 성미(性味)는 미고(微苦), 삽(澁), 평(平) 이며 효능(效能)은 청열이습(淸熱利濕), 해독소종(解毒消腫) 이고 주치증(主治症)은 이질(痢疾), 설사(泄瀉), 소아감적(小兒疳積), 해수(咳嗽), 황달(黃疸), 치창(痔瘡) 등이다. 또한 신갈나무의 잎을 '작수엽(柞樹葉)'이라 하고 약용한다. 미고(微苦), 삽(澁), 평(平)이며 효능(效能)은 해독(解毒)이고 주치증(主治症)은 옹저종독(癰疽腫毒) 이다.

신갈나무는 여러 이름으로 불렸다. 그 잎이 떡갈나무보다 작아 '소엽작수(小葉柞樹)'라 했으며 잎이 상수리나무보다 푸르기에 청강목(靑剛木)이라 했다. 그 외 나귀청강, 수청강, 돌참나무, 물가리나무 등이 있다. 그리고 이 나무는 갈참나무, 졸참나무, 떡갈나무 등과 함께 꽃이 핀 해에 열매가 성숙한다.

'떡을 찔 때 밑에 까는 참나무'인 참나무과 '떡갈나무'는 낙엽교목(落葉喬木)으로 높이 20m, 지름 70cm 정도로 자란다. 수피는 회색에서 회갈색이고 불규칙하게 갈라진다. 잎은 어긋나고 가지 끝에서 모여난다. 길이 12~30cm의 도란상 장타원형이다. 끝은 둔하고 밑 부분은 귀 모양이며, 가장자리에는 물결 모양의 둥근 톱니가 있다. 잎자루 길이는 2~5m로 매우 짧으며 갈색 털이 발생한다. 꽃은 암수한그루이며 4~5월에 잎이 나면서 동시에 핀다. 열매는 길이 2~2.5cm의 난상 구형이다. 견과(堅果)는 길이 2cm의 난형이며 9~10월에 익는다. 신갈나무에 비해 잎이 크고 뒷면에 회갈색의 털이 밀생하고, 열매의 각두 인편이 선형이고 뒤로 젖혀지는 점이 다르다. 예부터 조상들은 이 잎으로 떡을 싸서 보관하였는데 실제로 잎에는 방부물질이 있어 음식을 싸 놓으면 오래 보관할 수 있었다.

떡갈나무의 수피(樹皮)를 '곡피(槲皮)'라 하며 약용한다. 성미(性味)는 고(苦), 삽(澁), 평(平)이다. 효능(效能)은 해독소종(解毒消腫), 삽장(澁腸), 지혈(止血)이고 주치증(主治症)은 창옹종독(瘡癰腫毒), 나력(瘰癧), 치창(痔瘡), 장풍하혈(腸風下血) 등이다. 그리고 떡갈나무의 잎을 '곡엽(槲葉)'이라 하며 약용한다. 성미(性味)는 감(甘), 고(苦), 평(平), 무독(無毒)이다. 지혈(止血), 통림(通淋) 효능으로 토혈(吐血), 육혈(衄血), 변혈(便血), 치혈(痔血), 혈리(血痢), 소변임통(小便淋痛)을 치료한다. 그리고 떡갈나무의 종자(種子)를 '곡실인(槲實仁)'이라 하며 약용한다. 성미(性味)는 고(苦), 삽(澁), 평(平)이며 효능은 삽장지사(澁腸止瀉)이고 주치증(主治症)은 복사(腹瀉), 이질(痢疾) 등이다.

참나무류 잎의 특성을 정리해 보자. '상수리나무'는 잎 끝이 피침형이며 뒷면에 털이 없다. '굴참나무'는 잎 끝이 피침형이며 뒷면에 은빛 털이 있다. '떡갈나무'는 잎이 크며 뒷면에 갈색 털이 있다. '신갈나무'는 잎이 크며, 뒷면에 털이 없다. '갈참나무'는 잎의 두께가 두꺼우며 뒷면에 털이 있다. '졸참나무'는 잎 크기가 작으며 잎맥이 깊게 갈라져 있다.

참나무의 옛 이름은 가랍나무다. 함경도에선 수수가루 반죽으로 만드는 떡을 떡갈나무, 상수리나무 등 참나무속 잎사귀에 싸서 찌는데 이를 '가랍떡'이라 했다. 떡갈나무의 싱싱한 잎을 떡을 찔 때 깔거나 찐 떡을

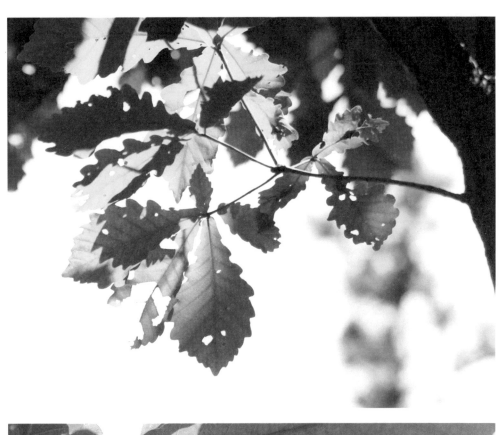

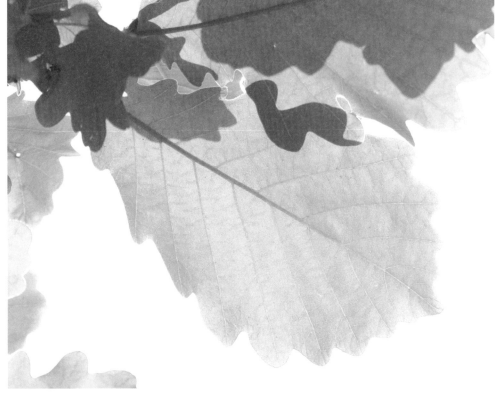

감쌀 때 쓰면 은은한 향을 내기도 하지만 방부제 효과가 있어서 떡이 금세 상하지 않게 된다. 또한 참나무류에서 주로 자라는 '표고버섯'은 동양인들에게 긴 역사만큼 귀한 식재료로 이용되어 온 버섯이다. 제5의 맛이라 일컬어지는 '감칠맛'으로 한국, 중국, 일본 등의 식탁을 점령하고 있는 버섯이다.

감칠맛에 관여하는 그루탐산 함량이 100g 당 369mg으로 다른 버섯에 비해 월등히 높으며, 비타민, 칼륨, 지방, 단백질 등을 골고루 가지고 있는 우수식품원으로, 생버섯보다는 건조버섯이 각종 영양소 함유가 높다. 그리고 참나무류는 열매에 녹말이 많아 구황열매로 많이 이용됐다.

풍년에는 도토리로 돼지를 살찌게 했다. 다람쥐, 청설모, 어치, 멧돼지, 고라니들에게도 겨울철 식량으로 아주 훌륭하고, 다람쥐의 기억력 쇠퇴로 우리나라 참나무 번식은 활발하다. 전국을 다 뒤덮었다고 해도 과언이 아니다. 어느 곳이든 참나무가 흔하다. 그리고 재목(材木)은 단단하여 건축재, 가구재로 많이 쓰였고 무엇보다 숯의 재료로 으뜸이었다. 잎은 누에를 기르는 데도 쓰였고 수피는 약재로 써왔다. 고마운 나무다.

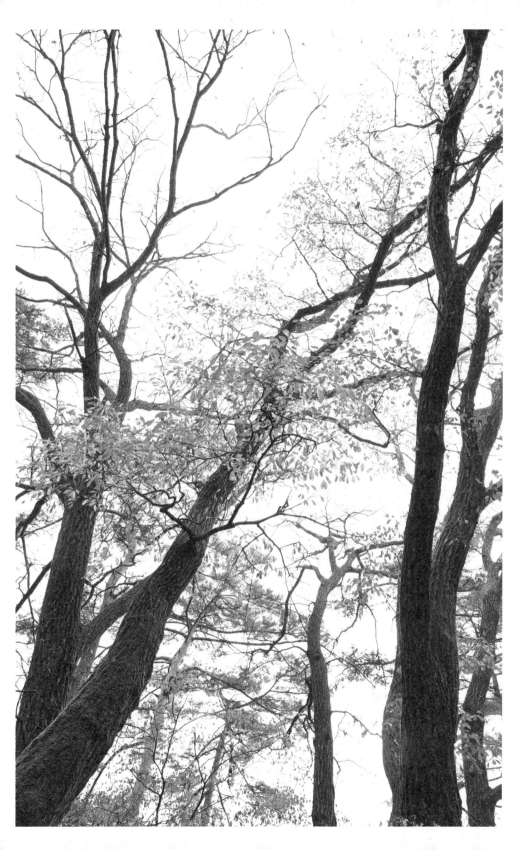

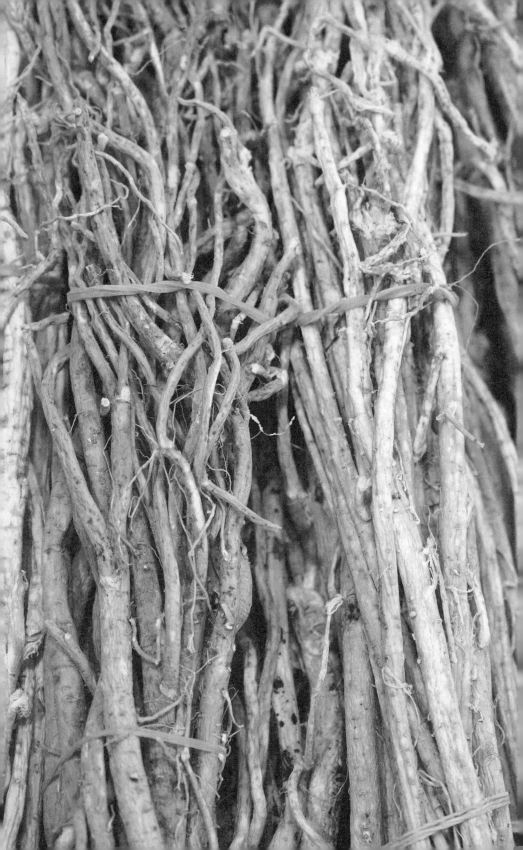

7. 황기탕(黃芪湯)

늦은 시간까지 친구들이랑 뒷동산에 올라 전쟁놀이를 하고 힘들게 집에 왔다. 늦게 왔다고 어머니에게 꾸지람을 듣고 저녁상 앞에 앉았다. 조용히 밥을 먹고 있는데 이마에 땀이 맺혔다. 어머니는 땀을 닦아주셨다. 이 광경을 할머니께서 보셨다.

"아가! 이 녀석에게 황기 많이 넣어 백숙 좀 해 주라."

어머니에게 말씀하신다.
어머니는

"네."

대답하시고는 한 말씀 덧붙이셨다.

"그러잖아도 중복(中伏)이 엊그제라 애 아범 오면
황기탕(黃芪湯)을 해 먹으려고 했습니다."

자기 자식만이 아니라 식구 전체에게 황기탕을 먹이겠다는 어머니의
생각이다. 할머니는 아무 말씀이 없으시다. 긍정하고 인정하시는 모양
이다.

선조들은 여름철에 황기탕(黃芪湯)을 즐겨 먹었다. 닭에 찹쌀과 황기
를 넣어 끓여 먹는 것이 황기탕이다. 닭에 찹쌀과 인삼(人蔘)을 넣으면
삼계탕(蔘鷄湯)이다. 삼계탕은 대략 일제강점기 시대 때부터 상업적으
로 발달한 것이고 황기탕은 다수가 비상업적으로 오래 전부터 헛땀나고
지친 몸을 회복시키기 위해 이용했다. 황기를 이용한 것은 본초학적으
로 탁월한 선택이다. 황기에 대해 알아보자. 아울러 찹쌀을 넣은 것도 탁
월하다. 찹쌀에 관해서는 본인의 졸저 『인곡본초』 욕봤어 의 '골이 메다'
챕터를 참조 바란다.

쓴너삼을 고삼(苦蔘)이라 하고 단너삼을 황기(黃芪)라 한다. 콩과 황
기는 높이 40~70cm로 자라는 다년생초본(多年生草本)이다. 산에서 자
라며 재배도 한다. 줄기는 곧게 서고 전체에 잔털이 있다. 잎은 어긋나고
깃꼴겹잎이다. 작은 잎은 긴 달걀형이며 15~17장이다. 피침형 떡잎은
서로 떨어져 있다. 8~9월에 잎겨드랑이의 송이꽃차례에 연노란색 꽃이
달린다. 꼬투리열매는 퉁퉁하게 부푼다. '제주황기', '갯황기', '정선황
기', '자주황기'가 있다.

황기의 뿌리를 약용·식용한다. 뿌리를 채취하여 대나무 칼로 껍질을
긁어 햇볕에 말려 사용한다. 성미(性味)는 감(甘), 온(溫)이고 귀경(歸經)

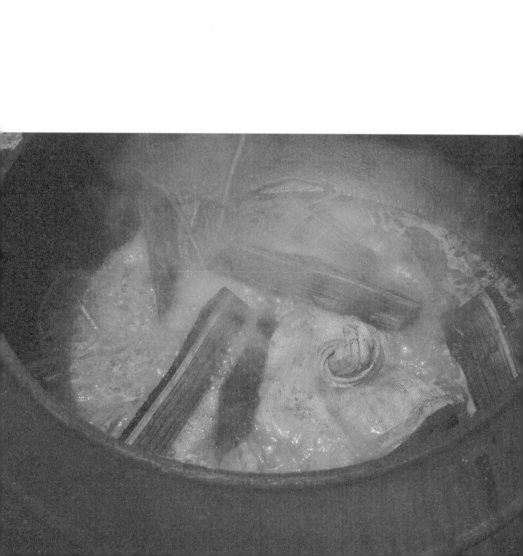

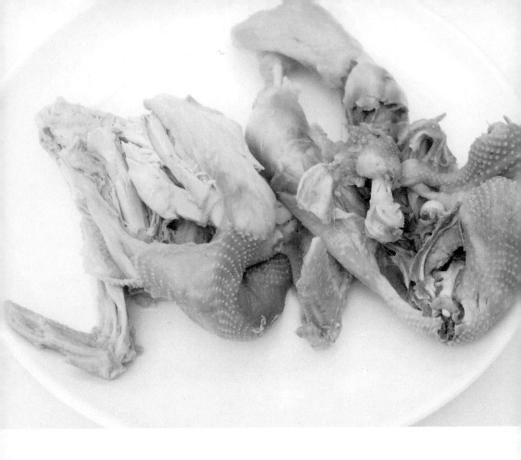

은 폐(肺), 비경(脾經)이다. 효능(效能)은 익기승양(益氣升陽), 고표지한(固表止汗), 이수소종(利水消腫), 탁독생기(托毒生氣)이며 주치증(主治症)은 일체기허혈우지증(一切氣虛血亏之症), 비허설사(脾虛泄瀉), 폐허해수(肺虛咳嗽), 탈항(脫肛), 자궁하수(子宮下垂), 자한(自汗), 도한(盜汗), 수종(水腫), 혈비(血痺), 옹저구궤불렴(癰疽久潰不斂) 등이다.

상기(上記) 주치증(主治症)에서 보듯 황기는 자한(自汗), 도한(盜汗)에 모두 응용하는 본초(本草)다. 땀의 성약(聖藥)이라 할 수 있다. 어린이가 자다가 옷이 젖을 정도로 자기도 모르게 땀이 나는 증상, 찬밥을 먹어도 이마에 땀을 많이 흘리는 사람, 조금만 움직여도 땀이 많이 나는 사람, 땀이 너무 안나 발뒤꿈치에 두꺼운 각질이 생기는 사람, 발에 땀이 너무 많이 나 각질이 없고 벌겋게 돼 뒤꿈치가 아픈 사람, 머리 부분만 유난히 땀이 많이 나는 사람 등등에 황기(黃芪)를 응용한다. 땀이 너무 많이 나는 사람이나 땀이 너무 안 나는 사람에게 쓸 수 있는 약이니 정말 땀의 성약(聖藥)이라 할 수 있겠다.

아울러 쉽게 피로하고, 힘이 약하며, 음성과 맥박이 연약한 사람도 꼭 필요하다. 장건이 BC 126년 서역에서 장안으로 돌아올 때 석류, 후추, 생강 등을 가져왔는데 황기(黃氣)도 가져왔다. 2,000여 년 전부터 정기(正氣)를 증진시키는 약으로 써왔다. 무더운 날씨로 탈기(脫氣)된 경우 응용하면 더욱 좋은 약이다.

또한 닭 중 오골계(烏骨鷄)는 다음과 같은 약성을 가지고 있다. 성미(性味)는 감(甘), 평(平)이고 귀경(歸經)은 간(肝), 신(腎), 폐경(肺經)이다. 효능(效能)은 보간신(補肝腎), 익기혈(益氣血), 퇴허열(退虛熱)이고 주치증(主治症)은 허로리수(虛勞羸瘦), 골증노열(骨蒸勞熱), 소갈(消

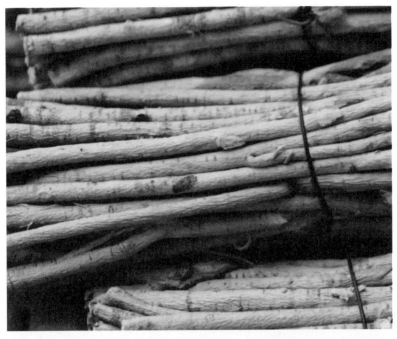

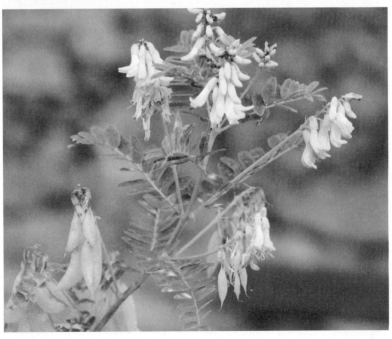

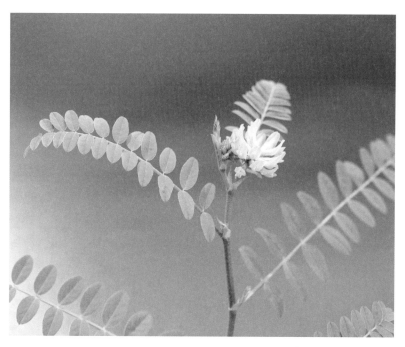

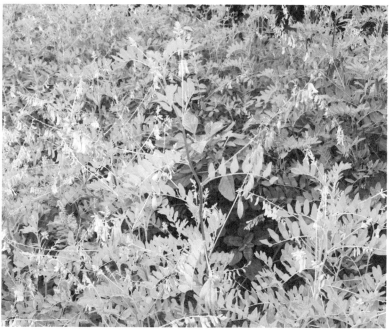

渴), 유정(遺精), 활정(滑精), 구사(久瀉), 구리(久痢), 붕중(崩中), 대하(帶下) 등이다.

　오골계(烏骨鷄)나 오계(烏鷄)에 황기를 듬뿍 넣은 황기탕은 여름철 허열(虛熱)이 나고 헛땀을 흘리는 사람에게 꼭 필요하다. 엄나무 가지를 조금 넣으면 좋다. 전복이나 옻나무를 넣어도 좋다. 오골계백숙 혹은 오계백숙이 되는 것이다. 황기가 땀구멍에 기(氣)를 넣어주고, 닭이 체표로 인경(引經)시켜 준다. 즉, 황기가 땀구멍을 열었다 닫았다 할 수 있는 힘을 생기게 하고 새인 닭은 인체의 겉에 작용하게 한다. 새는 가볍고 바깥으로 작용하는 성질이 돼지고기나 쇠고기보다 강하다. 그래서 황기와 닭의 조합으로 고표지한(固表止汗)의 효능이 있는 것이다.

　인삼(人蔘)이 안 맞는 사람이 삼계탕을 먹고 가슴이 답답하고 위로 열이 오르는 경우가 있는데 황기탕은 그렇지 않다. 여름에 황기탕을 모든 사람이 먹었으면 좋겠고, 또 다시 이것을 풍습화시켰으면 한다. 할머니 덕에 황기탕을 먹고 건강히 여름을 났다.

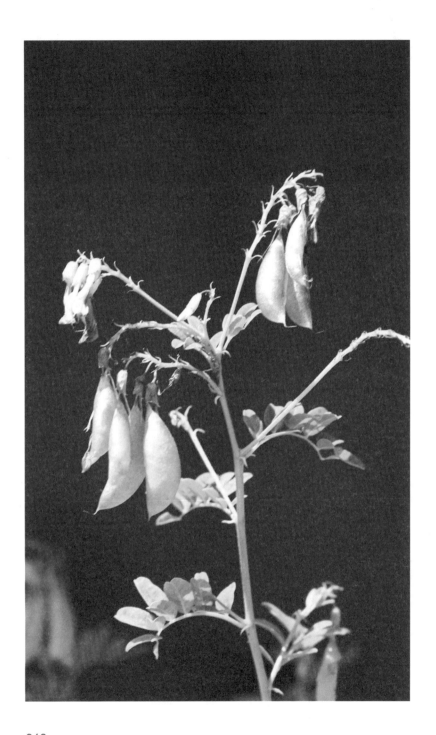

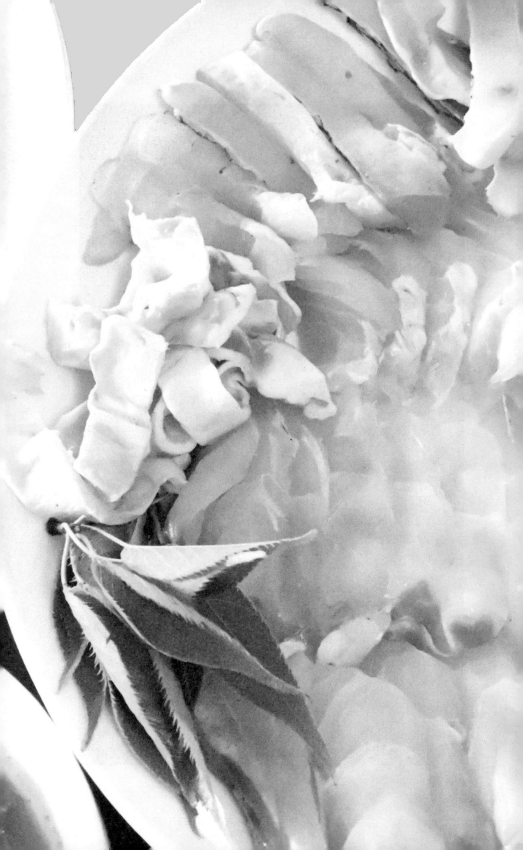

8. 민어탕(民魚湯)

한여름 점심을 꽁보리밥에 나물 넣고 고추장에 썩썩 비벼 먹고 있었다. 굵은 멸치 조금 들어간 자글자글 끓인 된장찌개도 조금 넣었다. 참 맛있었다. 여동생 볼은 터질 것 같다. 그런데 할머니는 입맛이 없다 하시며 풋고추를 고추장에 찍어 드셨다. 날씨는 무덥고 기력이 쇠하신 모양이다. 할머니는 어머니에게 말씀하신다.

"내일은 오이냉국 좀 해 다오."

오이냉국에 밥 말아 드실 모양이다. 밥 다 먹고 조금 있으니 윗마을 큰집 사촌 형님이 오셨다. 사촌 형님은 전라도 출장 갔다 오는 길에 민어(民魚)를 사오셨다.

"더운데 할머니 해 드리셔요."

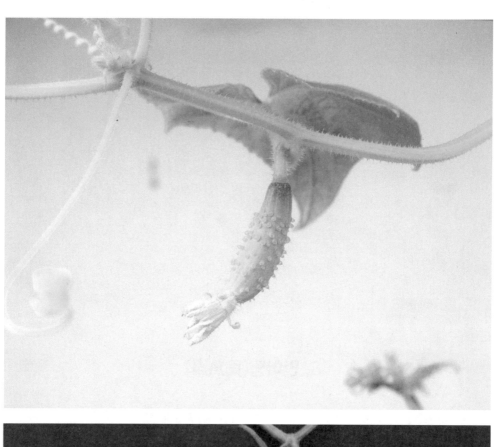

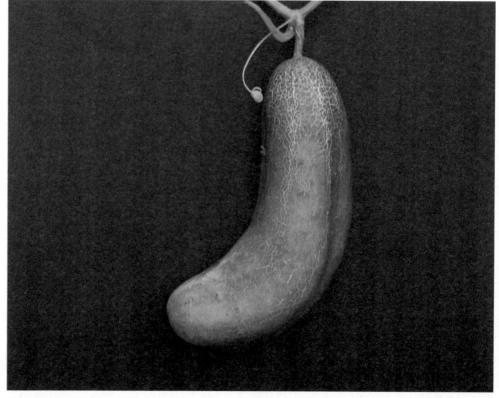

민어만 전달하고 바로 가셨다. 그날 저녁 할머니는 민어탕에 밥 한 그릇을 다 비우셨다.

조상들은 여름철 밥맛 없을 때 오이냉국에 밥을 말아 먹었고 장어탕, 민어탕, 삼계탕, 도미찜, 황구탕, 낙지탕, 오리탕, 염소탕 등의 보양식을 해 먹었다. 오이냉국은 채 썬 오이에 가지나 미역을 조금 넣고 물에 식초를 타서 국처럼 먹을 수 있는 요리다. 시원하다. 주재료는 오이, 식초다. 오이에 대해 본초학적으로 알아보자. 식초(食醋)는 졸저 『저절로 낫는다』의 '삼삼하다' 챕터를 참조 바란다.

박과(科) 오이는 밭에서 재배하는 길이 1.5~2.5m로 자라는 한해살이 덩굴풀이다. 잎은 어긋나고 잎몸이 손바닥 모양으로 얕게 갈라진다. 잎과 마주나는 덩굴손은 끝이 갈라지지 않는다. 암수한그루로 피는 노란색 꽃은 씨방에 가시 같은 돌기가 있다. 원기둥 모양의 열매는 누렇게 익는다.

오이를 황과(黃瓜)라 하며 식용·약용한다. 성미(性味)는 감(甘), 량(凉)이고 귀경(歸經)은 폐(肺), 비(脾), 위경(胃經)이다. 효능(效能)은 청열(淸熱), 이수(利水), 해독(解毒)이며, 주치증(主治症)은 열병구갈(熱病口渴), 소변단적(小便短赤), 수화탕상(水火燙傷), 한반(汗班), 비창(痱瘡) 등이다.

옛날에는 사람들이 오뉴월 삼복 무더위에 먼 길을 떠날 때 봇짐 속에 반드시 오이를 휴대하였다. 뙤약볕 아래 갈증이 심하거나 더위를 먹으면 오이를 씹어 먹어 즙액으로 더위를 물리쳤다. 오이에 열을 식혀주는 효능이 있기 때문이며 뜨거운 물에 데었을 때에도 오이의 즙액을 상처에 바르면 효험이 있다.

오이에는 특유의 향기가 있다. 또한 엘라테린이라는 쓴맛을 내는 성분이 있는데 오이를 잘라 물에 담가 두거나 열을 가하면 쓴맛이 없어진다. 간혹 매우 쓴 오이가 있는데 쿠쿠르비타신이라는 물질 때문이며 너무 건조한 곳에서 재배할 때 생긴다. 요즘도 사람들은 등산 갈 때 오이를 휴대한다. 예부터 전해온 풍습의 일환(一環)이다.

다이어트 중일 때 오이를 먹는 사람이 있다. 갈증에 도움이 되고 포만감을 느낄 수 있기 때문이다. 괜찮지만 다이어트를 오래 하지 않았으면 한다. 여름철 별미 중 오이소박이가 있다. 수분이 90%나 차지하는 오이에 부추와 마늘, 고춧가루, 생강 같은 알싸한 재료를 넣어 버무린다. 촉촉하고 아삭한 오이가 양념에 잘 조화된 오이소박이는 더위를 가시게 하는 데 제격이다. 오이소박이는 오이의 속을 갈라 양념과 채소나 고기를 넣어 먹는 음식이다. 과심저(瓜心菹), 소박이, 소박이김치 등으로 불렸다.

여름철 찾아오는 질병중 청열(淸熱), 해독(解毒), 이수(利水)시켜야 치료되는 질병이 많다. 오이의 효능이 그 역할을 하니 오이냉국은 여름철 음식으로 매우 적당한 것으로 생각된다. 그리고 몸이 늘어지는 데 식초가 수렴(收斂)시켜 주니 또한 좋다. 할머니는 해가 쨍쨍 내리쬐는 여름날 오이냉국을 선택하셨다. 할머니는 현명하셨다.

6~9월 사이에 여름철 보양식으로 먹는 민어(民魚)는 부위별로 버릴 게 없는 물고기다. 특히 부레는 회로 먹지만 풀을 쑤어 활, 고급 가구, 합죽선 등을 만드는데 이용했다. 민어 부레풀은 끈끈한 젤라틴 성분이 강력

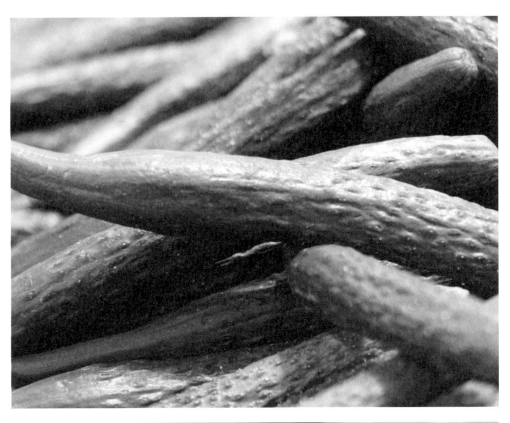

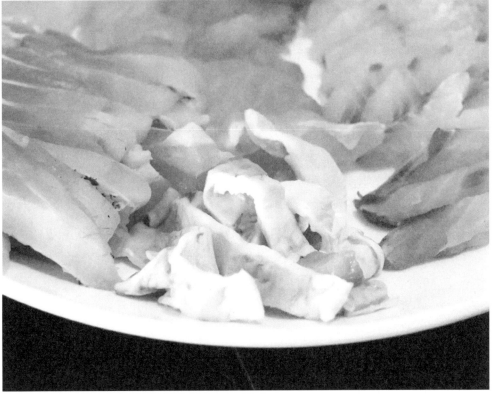

하여 '일(日) 월(月)을 붙인다', '옻칠 간 데 민어 부레 간다'라는 속담까지 생겼다. 민어의 생태와 약용부위별 특징을 본초학적으로 알아보자.

민어는 '백성의 고기'다. 담백한 맛에 비린내가 적고 영양이 풍부하다. 맛, 영양에다 양까지 풍부한 서민음식이다. 뼈까지 고아 먹을 수 있다. 그래서 민어탕을 '어(魚)곰탕'이라 했다. 옛날에는 흔한 음식이었다. 서해 남부는 물론이고 인천 앞바다에서까지 많이 잡혔다. 즉 옛날에는 흔히 먹는 여름 음식이었다. 그래서 민어가 양반 음식에서 백성의 음식이 되었다. 민어 한 마리로 국을 끓이면 온 집안 식구들이 배불리 먹었으니까. 그런데 지금은 민어의 가격이 만만치 않다. 민어의 성미(性味)는 감(甘), 함(鹹), 평(平)이며 효능(效能)은 보간(補肝), 이수(利水), 소종(消腫)이고 주치증(主治症)은 산후기력회복(産後氣力回復), 산후복통(産後腹痛), 신염부종(腎炎浮腫) 등이다.

민어(民魚)는 산란을 앞둔 초여름에 가장 맛이 좋다. 민어회는 떡처럼 두툼하게 써는데, 부드럽고 차지기가 인절미 같다. 비린내 없이 담백한 게 기품 있는 맛이다. 대개 몸통 살에 배받이살과 부레, 껍데기를 곁들여 먹는다. 그 중 민어뱃살회는 별미 중 별미다. 회로 먹고 남은 머리와 뼈는 탕을 끓인다. 마늘과 소금으로만 맑게 끓인 민어지리탕이나 고춧가루 풀고 애호박 넣어 얼큰하게 끓인 민어매운탕은 맛이 기가 막히다. 초록색 민어 쓸개는 소주에 넣어 먹는다.

그 외 민어 요리로는 민어찜, 민어간장조림, 민어구이, 민어전, 민어껍질튀김, 민어시래기조림 등등 수없이 많다. 이 중 미나리를 듬뿍 넣은 민어탕은 복달임 음식과 산후 보양식으로 그만이다. 그런데 요즘 중국 남부 복건성에서 잉어와 민어의 교잡종을 양식한 '홍민어'를 수입하고 있는데 좀 씁쓰름하다.

　　나주지역 영산강에서 많은 미네랄이 바다로 흘러 들어간다. 그 바다에서 통통히 살찌게 자라는 민어는 국민 생선이었다. 목포 앞, 신안군 위에 들깨가 많이 나는 섬(島) 임자도가 있다. 일제시대부터 임자도 앞바다에는 전국에서 민어를 잡으려고 수많은 배가 집결했다. 1970년대까지 엄청 많은 배가 임자도 주변에서 민어를 잡았다. 지금은 예전 같지는 않지만 8월 초에 임자도에서 민어축제가 열린다. 섬이라 못 가게 될 경우에는 목포 원도심에 있는 민어 요리집에 가서 다양한 민어 요리를 먹고 싶다.

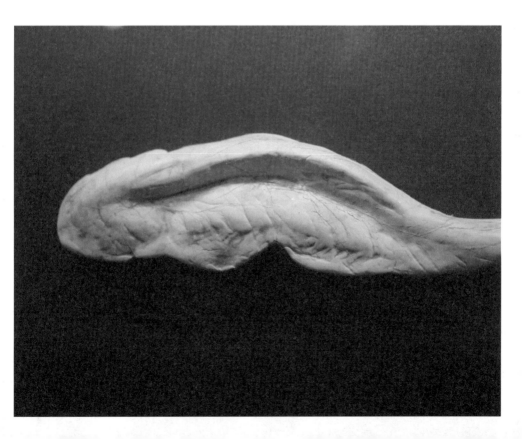

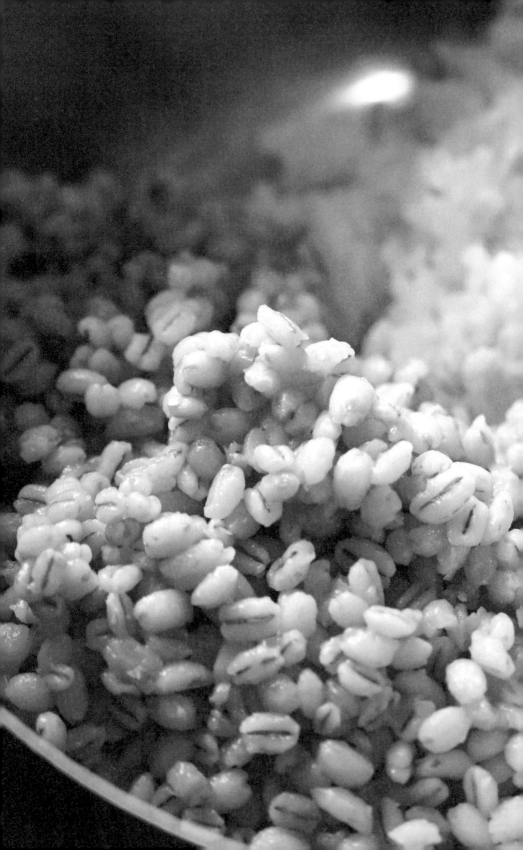

9. 보리밥

한여름 밭에 갔다 온 아버지와 삼촌은 등목을 한다고 소란스럽다. 염소 축사 앞 우물가였다.

"어 차가워!"

"어휴 시원하다."

"더위가 싹 가시네."

삼촌은 두레박으로 물을 여러 번 퍼 아버지 등에 붓는다.
또 삼촌은 너무나 당연하다는 듯이 말씀하신다.

"숙모님 빨리 밥 주세요."

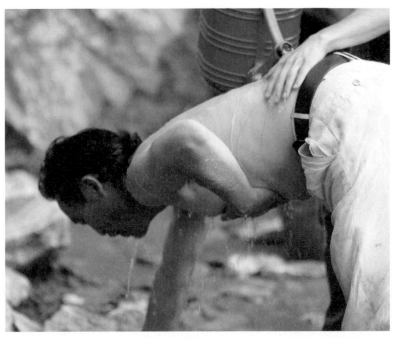

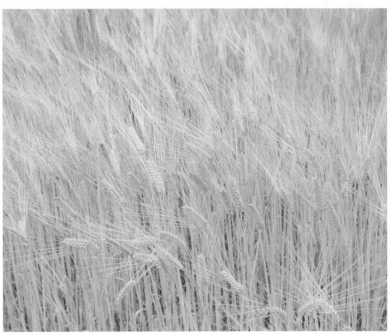

두레박질하면서 배고프다고 한다. 하루 종일 일하고 왔으니 얼마나 배고플까. 어린 나도 짐작이 갔다. 삼촌은 왜 두레박질을 하면서 밥 달라고 했을까. 그 우물 속에는 보리밥이 매달려 있었다. 어머니는 점심 때 보리쌀을 삶아 소쿠리에 담아 우물 속에 매달아 놨던 것이다. 그래야 빨리 쉬지 않아서다. 이 광경을 나, 동생, 염소는 재밌게 지켜봤다.

경혈학적으로 인체 뒷면을 살펴보면 주요 경락(經絡)은 독맥(督脈)과 족태양방광경(足太陽膀胱經)이다. 등목은 이 경락에 찬물을 끼얹는 것이다. 독맥(督脈)은 인신(人身)의 양부(陽部) 정중선(正中線)을 경과하는 경락으로 제양맥(諸陽脈)을 제독(諸督)하므로 양맥(陽脈)의 해(海)라 한다. 무더위에 느슨해져 있는 독맥의 흐름에 찬물 등목은 바짝 정신 차리게 긴장시킨다. 더위와 과로로 느슨해진 양맥(陽脈)을 추스르는 것이다. 또한 족태양방광경(足太陽膀胱經)은 인체에서 물(寒水)을 관리하는 경락이다.

무더위에 많은 땀을 흘리며 일하면 물을 너무 많이 소모하게 된다. 방광경(膀胱經)이 지치게 된다. 이때 찬물을 이 방광경에 부어주는 등목은 인체의 안정감을 빨리 가져올 수 있다. 등목은 더위에 지친 인체 복원력에 더할 나위 없이 좋다.

먼 옛날 지구에 홍수가 닥쳤고 물이 빠지면서 인류는 다시 농사를 짓기 시작했다. 시발점은 산꼭대기였고, 주 종목은 밀, 보리, 대추야자 등이었다. 보리농사는 우리와 오래전부터 아주 친밀하다. 현대판 '노아의 방주'인 국제종자저장고에는 냉동된 보리가 있다. 완두콩이 30년 후에도 싹을 틔울 수 있는데 보리는 1000년이 지나도 싹을 틔울 수 있다.

1세기경 한반도에 들어온 보리는 한반도 기후와 잘 맞아 농사가 잘되는 작물이었다. 단점은 도정(搗精)이 어려워 거칠다는 것이다. 부자들은 쌀밥을 먹었지만 서민들은 보리만으로 지은 꽁보리밥이나 보리에 쌀을 조금 섞어 밥을 먹었다. 지금은 보리쌀을 식이섬유와 비타민 B1을 보충하기 위해 먹지만 쌀이 부족할 때는 보리로 대체했다. 70여년 전만해도 우리나라는 굶주림이 심했다. 평생소원을 말하려면 다들 '이밥(쌀밥)에 고깃국을 실컷 먹고 죽어봤으면 한이 없겠다.'고 하던 시절이 있었다. 쌀을 아끼느라 보리쌀과 밀쌀을 섞어 먹었다. 보리에 대해 본초학적으로 알아보자.

보리를 '대맥(大麥)'이라 한다. 성미(性味)는 감(甘), 량(凉)이고 귀경(歸經)은 비(脾), 신경(腎經)이다. 효능(效能)은 건비화위(健脾和胃), 관장(寬腸), 이수(利水)이며 주치증(主治症)은 복창(腹脹), 식체(食滯), 설사(泄瀉), 소변불리(小便不利) 등이다. 보리밭에서 많이 자라는 한약재가 있다. 반하(半夏)라는 본초다. 거담제(祛痰劑)로 쓰이는 반하(半夏)는 보리농사가 끝나 쟁기질할 때 캐낸다. 요즈음에는 오래된 아파트 주변에서도 반하를 가끔 본다.

인체를 분석할 때 음양(陰陽)으로 논하지만 기미(氣味)로 논할 때도 있다. 등목으로 바로 시원해지는 현상은 기(氣)에 가깝고, 량성(凉性)인 보리밥을 먹어 인체를 시원하게 오래 이끌고 가는 것은 미(味)라 표현할 수 있겠다. 기(氣)는 양(陽)에 미(味)는 음(陰)에 대응된다. 무더운 여름날 등목하는 것과 보리밥 먹는 것은 기미(氣味)가 조화롭게 맞다.

일제시대 때 쌀 35%에 보리 64%를 섞은 보리밥을 주로 먹었고, 1960년대에 혼분식 장려운동을 펼쳤고, 1980년대에 보리가 건강에 좋다는

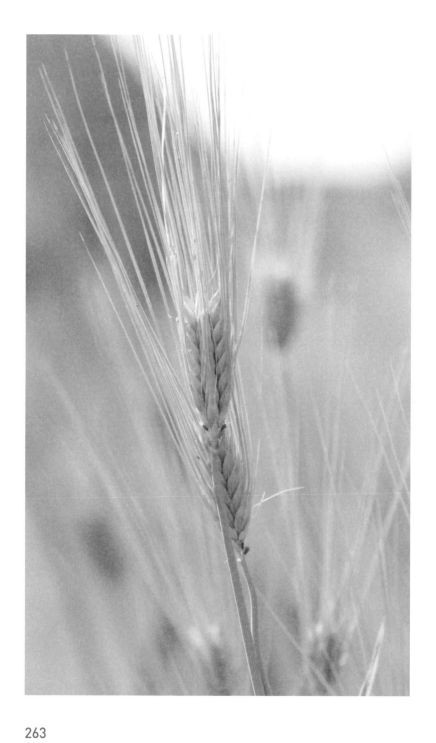

인식이 확산되어 건강과 맛으로 먹는 별미로 격상됐다. 별미로 보리밥을 먹은 지는 얼마 되지 않았다.

윤선도(尹善道)는 유배지에서 쓴 '밥상을 마주하고' 란 시(1645년 인조 23년)에서 '샘물 가득 떠서 보리밥 말아 먹으면, 유인(幽人)의 살림살이 가난하지 않다오.'라고 읊고 있다. 날이 더워지면 시원한 우물물에 구수한 보리밥을 말아먹으며 더위를 쫓은 건 예나 지금이나 마찬가지다.

보리는 가난한 이들에게 구원의 식량이었다. 조선시대에서 1970년대까지 5~6월은 보릿고개였다. 적어도 통일벼가 나오기 전까지는 보릿고개가 있었다고 봐야 한다. 쌀은 떨어지고 보리는 덜 익어 수확 못하는 배고픔의 시절이었다. 다산 정약용은 '보리 고개 험한 고개 태산같이 험한 고개' 라고 탄식했다. 두레박질하다 봤던 우물 속 소쿠리에 담겨 있던 보리밥이 생각난다.

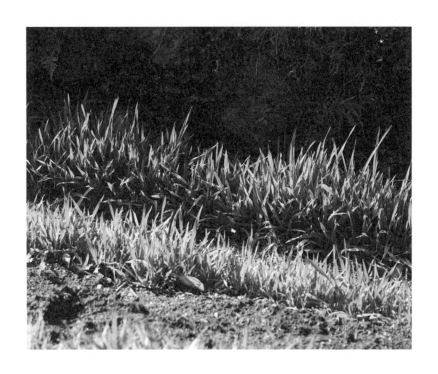

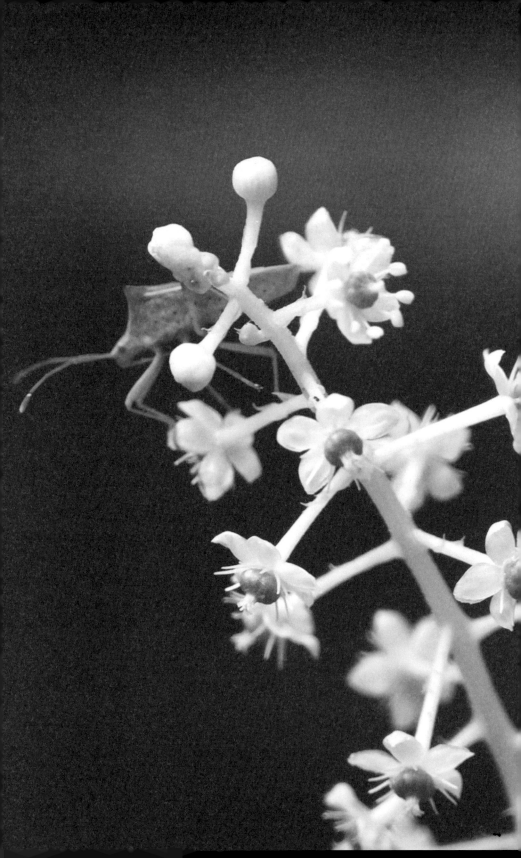

10. 미국자리공

텃밭에 병충해 방지용으로 미국자리공 전체를 삶아 물에 희석하여 뿌리면 좋다. 그런데 농촌에서 미국자리공 뿌리를 많이 달여 먹고 보건소에 실려 가는 일이 종종 있다. 얼마 전 인하대병원 응급실에 구토·오심 증세를 보이는 환자가 실려 왔다. 그는 미국자리공 뿌리를 인삼인 줄 알고 다려 먹었다는 것이다. 미국자리공 뿌리는 생김새가 수려해 여느 다른 약초처럼 귀하게 생겼다. 도라지 뿌리처럼 생겼다. 사람들은 잘 모르고 겉만 보고 뿌리를 마구 달여 먹고 탈이 나는 것이다. 알아보자.

우리나라에 있는 자리공은 3종류다. 자리공, 섬자리공, 미국자리공이다.

자리공과 '자리공'은 중국 원산이며 높이 1~1.5m로 마을 주변에서 자라는 다년생초본(多年生草本)이다. 잎은 어긋나고 타원형이다. 줄기는 엷은 녹색이다. 6~7월에 잎과 마주나는 송이꽃차례는 곧게 서고 흰색 꽃이 촘촘히 달린다. 수술과 씨방은 각각 8개씩이다. 열매이삭은 곧게 선다. 야생 개체를 관찰하기 어려운 희귀종이다. 울릉도에서 자라는 '섬자리공'은 자리공과 같은 종으로 본다.

자리공과 '미국자리공'은 북아메리카 원산이며 높이 1~1.5m로 길가나 빈터에서 자라는 다년생초본(多年生草本)이다. 잎은 어긋나고 긴 타원형이다. 줄기는 붉은색이다. 6~9월에 줄기에서 나오는 송이꽃차례에 붉은빛이 도는 흰색 꽃이 촘촘히 달린다. 작은 꽃자루는 7~10mm 길이이다. 수술과 씨방은 각각 10개씩이고 열매 이삭은 밑으로 처진다. 열매는 백색에서 연분홍색, 그리고 엷은 홍색, 마침내 검푸른 자색으로 익는다. 17세기 동북아 또는 한반도에 귀화해 있던 고귀화식물이다.

미국자리공은 속이 흰 무 같은 굵은 뿌리, 훌륭한 저장기관 덕택에 아무 것도 살 수 없을 것 같은 오염된 땅에서 살아남는다. 황무지에 생명의 기운을 불어넣는 개척자다. 먹을 것이 전혀 없어 보이는 대기오염으로 황폐화된 숲속에서 허기진 새들에게 훌륭한 식량을 제공한다. 자리공과 미국자리공의 뿌리를 '상륙(商陸)'이라 하며 약용한다. 성미(性味)는 고(苦), 한(寒), 유독(有毒)이고 귀경(歸經)은 폐(肺), 대장(大腸), 신경(腎經)이다. 효능(效能)은 축수소종(逐水消腫), 통리이변(通利二便), 해독산결(解毒散結) 이며 주치증(主治症)은 수종(水腫), 창만(脹滿), 이변불통(二便不通), 징가(癥瘕), 현벽(痃癖), 나력(瘰癧), 창독(瘡毒) 등이다. 동서양을 막론하고 다양하게 활용했다. 계면활성제 성분이 있어 빨래비누를 대신했고, 류마티스 치료약으로 사용되었으며, 어린잎은 데쳐서 나물로도 먹었고, 심지어 인디언들은 포도주를 대신해 제사 차림에도 이용했다. 아프리카에서는 천연 살충제로도 이용했던 자원식물이다.

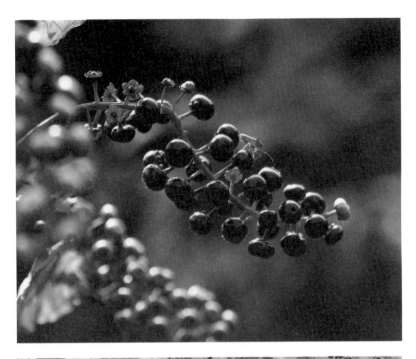

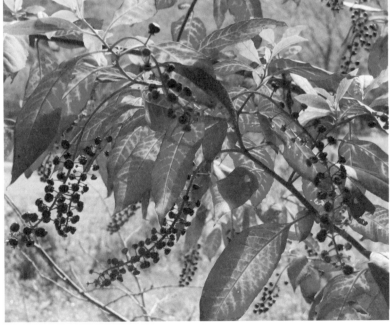

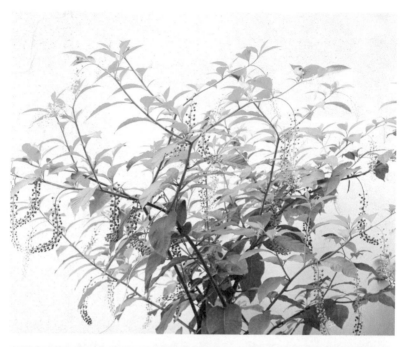

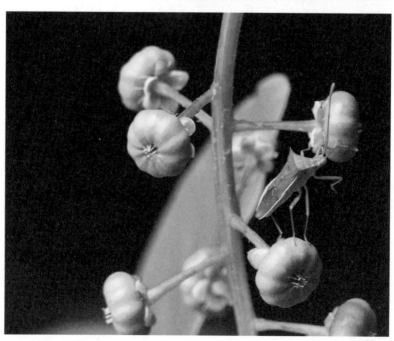

전국에 미국자리공이 널리 퍼져있다. 특히 아무 것도 살 수 없을 것 같은 생물학적 사막과 같은 산성비와 대기오염에 찌든 도시림 속에서 자생종이 사라지고 난 빈 자리를 채우고 있다. 미국자리공 식물체는 질산칼륨을 포함하기 때문에 고사하면 땅을 기름지게 하는 데 기여한다.

귀화식물이지만 우리에게 어떤 해로움도 주지 않고 오히려 아픈 땅을 치유한다. 그리고 만주와 북한사람들은 살짝 데쳐서 나물로 먹었고, 약재로도 이용했으며, 텃밭에 우엉처럼 즐겨 재배했다고 한다. 붉은 줄기에 자주색 열매는 다소 혐오스럽기까지 하다. 열악한 토질에서도 잘 자라는 편이다. 이 미국자리공 뿌리를 다려 먹을 때는 조심해야 한다. 한번 전탕(煎湯)시 복용량은 3~10g인데 농촌에서 큰 가마솥에 왕창 넣고 달여 먹고 탈이 나는 것을 종종 본다. 약성이 유독(有毒)이다. 미국자리공과 은행나무 가지를 가마솥에 넣고 끓인 물을 희석해 텃밭에 뿌리면 병충해 예방에 도움이 된다.

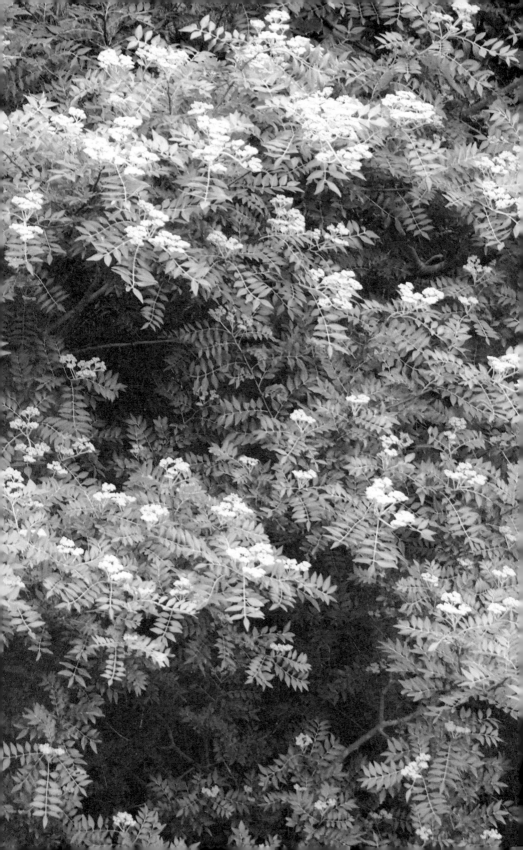

11. 산초나무

지리산 쌍계사에서 정상쪽으로 올라가다 보면 의신 마을이 나온다. 거기서 더 올라가면 예전에는 민가가 있었다. 한때 그 집에 기거하게 되었을 때 일이다. 그 집 꼬마가 방에서 책보고 있는 나에게 말했다.

"삼촌 고기 잡으러 갈래요?"

"좋다."

꼬마를 따라 나섰다. 근데 소년의 손에는 조그마한 대나무 바구니만 있었다.

"족대나 낚시대는?"

"그냥 오세요."

소년은 앞장섰다.

난 족대라도 들고 따라갔다. 작은 개울가에서 소년은 자기 머리만한 돌을 머리 위로 들어 올리고 물에 잠겨있는 다른 돌을 내리쳤다. 그러면 고기가 기절해 물 위로 떴다. 나는 물 위에 뜬 고기를 얼른 주웠다. 이렇게 고기 잡는 광경이 신기했고, 고기가 바로 깨어나 도망갈 것 같았다.

"천천히 주워도 돼요."

소년은 고수였다.
소년은 다른 돌을 내리쳤다. 짧은 시간 내에 산메기, 버들치, 피라미, 꺽지 등을 많이 잡았다. 집에 와 어머니에게 드렸다.

"앉아라! 얼른 매운탕 끓여 줄 테니 밥 먹자."

마침 저녁때라 배도 고팠다. 주인 아주머니는 메기와 꺽지는 매운탕으로 버들치와 피라미는 생(生)으로 식탁에 올려놓으셨다. 할아버지는 물으셨다

"웬 물고기냐?"

"글쎄, 얘가 잡아 왔어요."

대답을 하며 말을 이으셨다.

“이것은 회로 드셔요.”

그리고는 뒤채 옆에 가서 초피나무 잎을 여러 장 따 오셨다. 할아버지
는 버들치와 피라미를 초피나무 잎에 싸서 초고추장에 찍어 맛있게 드셨
다. 나는 궁금했다.

“그 잎이 뭐여요?”

아주머니께 물었다.

“제피, 재피, 진피, 젬피.”

“네에?”

잘 못 알아듣는 나에게 이어서 답을 하셨다. 지방 사투리로 초피나무
를 제피나무라 한다. 내가 태어난 중부지방에는 초피나무보다 산초나무
가 많아 나는 잘 몰랐다. 하지만 두 나무는 비슷하다.

운향과 초피나무, 산초나무, 개산초에 대해 알아보자. 산초(山椒)와 연
관된다. 산초(山椒)는 고추가 전래되기 전에 향신료로 우리민족이 주로
사용한 본초이다.

‘초피나무’는 일본, 한국에 분포하고 우리나라는 황해도 이남의 낮은
산지 숲 가장자리에 자생한다. 높이 1~5m, 지름 15cm로 자라는 낙엽관
목(落葉灌木)이다. 수지는 회갈색이고 가시와 더불어 피목이 흩어져 있
으며, 오래되면 가시가 떨어지고 울퉁불퉁한 코르크질의 돌기가 발달한

다. 잎은 어긋나고 9~19개의 작은 잎으로 이루어진 우상복엽이다.

　꽃은 암수딴그루이며, 4~5월에 새가지 끝에서 나온 길이 2~5cm의 원추꽃차례에 연한 황록색의 꽃이 모여 달린다. 꽃에는 꽃잎이 없다. 열매는 삭과(蒴果)로 두 개의 분과로 갈라지며 9~10월에 적갈색~적색으로 익는다. 분과는 지름 5mm 정도의 구형이며 표면에 선점이 있다. 종자는 길이 3~4mm의 타원상 구형이며 광택이 나는 흑색을 띤다. 그리고 우리나라 특산식물인 '왕초피'도 있다. 제주도 300m이하 저지대나 계곡, 해변에서 자라는 희귀한 식물이다.

　경상도, 전라도 지방에서는 초피나무를 제피나무, 젬피나무라고 부른다. 가을이면 씨앗을 따다가 절구에 빻아서 쓰는데 까만 씨앗보다는 씨앗껍질에서 향기가 많이 난다. 산초나무도 향기가 있지만 초피나무보다 훨씬 약하다. 향신료로 주로 사용한다.

　'산초나무'는 중국 중북부, 일본 남부, 한국에 분포한다. 높이 1~3m로 자라는 낙엽관목(落葉灌木)이다. 수지는 회갈색~갈색이며 세로로 얇게 갈라지며 밑 부분에 코르크질의 크고 작은 가시가 흩어져 있다. 잎은 어긋나고 7~19개의 작은 잎으로 이루어진 우상복엽이다. 꽃은 암수딴그루이며, 7~8월에 새 가지 끝부분의 산방꽃차례에 황록색의 꽃이 모여 달린다. 열매는 삭과(蒴果)로 2~3개의 분과로 갈라지며 10~11월에 적갈색~적색으로 익는다. 분과는 지름 5mm 정도의 구형이며 표면에 선점이 있다. 종자는 길이 3~4mm의 타원상 구형이며 광택이 나는 흑색을 띤다. 초피나무에 비해 가지의 가시가 어긋나고 꽃이 산방꽃차례에 달리며, 길이 2mm정도의 꽃잎이 있는 점이 다르다.

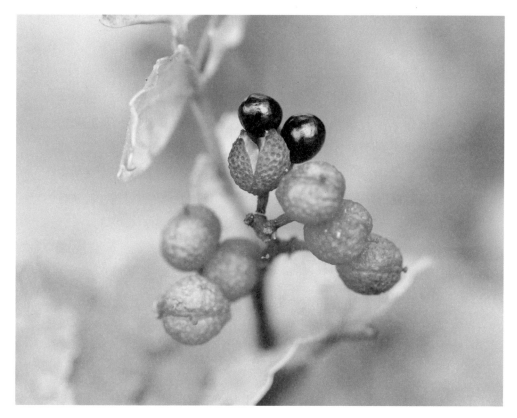

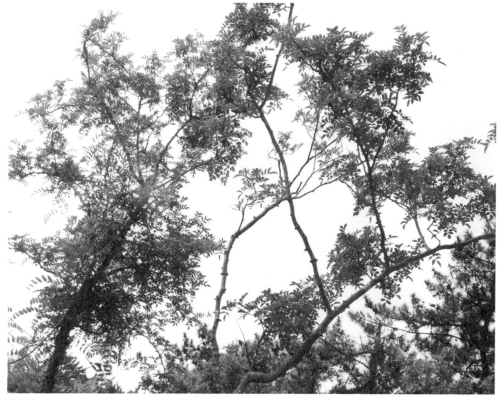

초피나무나 산초나무의 과피(果皮)를 '천초(川椒)' 또는 '화초(花椒)'라 하며 약용한다. 성미(性味)는 신(辛), 온(溫), 소독(小毒)이고 귀경(歸經) 은 비(脾), 위(胃), 신경(腎經)이다. 효능(效能)은 온중지통(溫中止痛), 제습지통(除濕止痛), 살충지양(殺蟲止痒)이며 주치증(主治症)은 완복냉통(脘腹冷痛), 회충복통(蛔蟲腹痛), 구토설사(嘔吐泄瀉), 폐한해천(肺寒咳喘), 아통(牙痛), 대하(帶下), 습진피부소양(濕疹皮膚瘙痒) 등이다.

쌀알 굵기만 한 새까맣고 반질반질한 씨앗을 무더기로 매달은 모습은 아이를 많이 얻어 가문이 융성함을 상징한다. 옛사람들은 다산(多産)의 의미에다 향신료의 기능까지 갖춘 산초를 귀하게 여겼다. '분지나무'라 고도 한다.

'개산초'는 중국, 타이완, 동남아시아, 인도, 일본, 한국에 분포하고 우리나라는 전남, 경남, 전북, 삼척, 울진의 해안 가까운 산지에 자생한다. 높이 1~5m 정도로 자라는 상록관목(常綠灌木)이다. '사철초피나무'라 고도 한다. 어린가지 잎자루 아래에 6~15mm의 가시가 마주난다. 잎은 어긋나고 3~7개의 작은 잎으로 이루어진 우상복엽이다. 피침형의 작은 잎은 끝이 뾰족하고 가장자리에는 얕은 잔 톱니가 있다.

꽃은 암수딴그루이며, 4~5월에 엽액에서 나온 길이 1~6cm의 원추꽃 차례에 황록색의 꽃이 모여 달린다. 열매는 삭과(蒴果)로 두 개의 분과로 갈라지며 8~9월에 적갈색~적색으로 익는다. 분과는 지름 3.5~4.5mm 정도의 구형이다. 종자는 길이 3~3.5mm의 타원상 구형이며 광택이 나 는 흑색을 띤다.

개산초의 과실(果實)을 '죽엽초(竹葉椒)'라 하며 약용한다. 성미(性味)

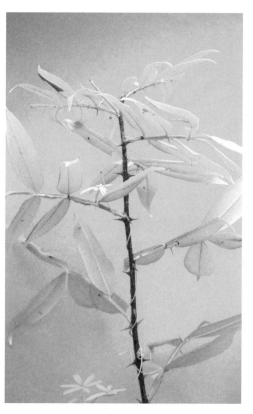
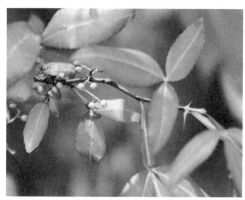
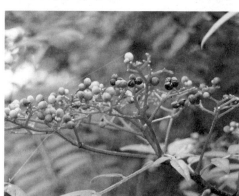
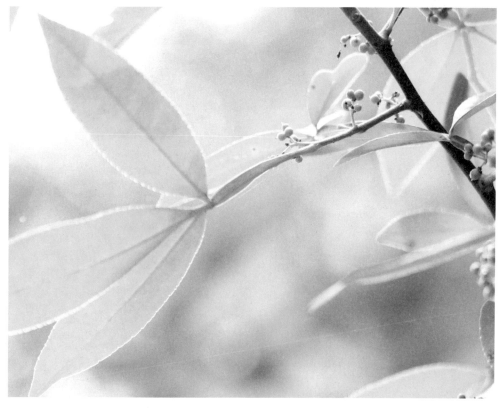

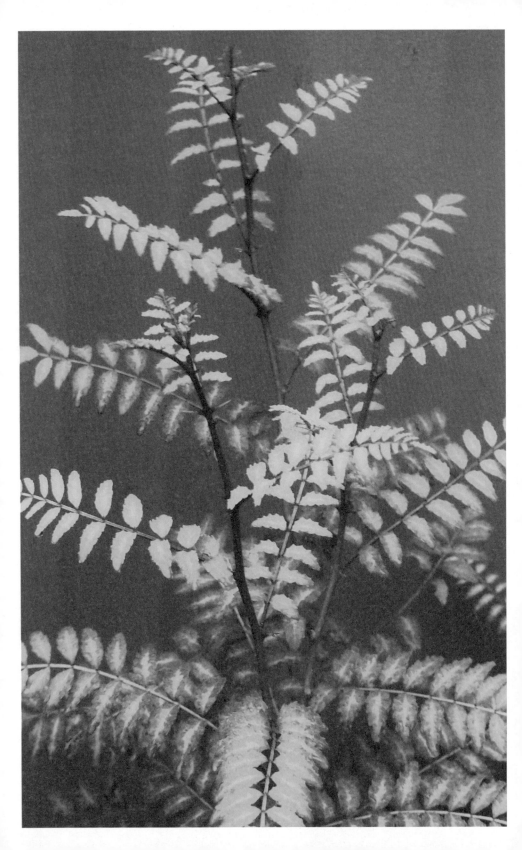

는 신(辛), 미고(微苦), 온(溫), 소독(小毒)이며 효능(效能)은 온중조습(溫中燥濕), 산한지통(散寒止痛), 살충지양(殺蟲止痒)이고 주치증(主治症)은 완복냉통(脘腹冷痛), 회충복통(蛔蟲腹痛), 습한토사(濕寒吐瀉), 아통(牙痛), 대하(帶下), 개선(疥癬), 습진피부소양(濕疹皮膚瘙痒) 등이다.

산초(山椒)를 비위허약(脾胃虛弱)으로 인한 완복냉통(脘腹冷痛), 폐한(肺寒)으로 오는 해수(咳嗽)에 쓰지만 살충(殺蟲)작용이 있어 생 물고기와 같이 먹는 것은 탁월한 선택이다. 물고기는 생물이기에 성질이 차다. 따라서 운향과 산초의 성미(性味) 중 신미(辛味)의 작용과 유독(有毒)한 약성의 살충(殺蟲) 효과와 억균(抑菌) 작용이 있으니 그냥 민물회를 먹는 것보다 산초 잎에 싸서 먹는 것이 몸에는 낫다.

기생충 문제로 안 먹는 것이 더 좋지만. 옛날에 어른들은 여름철이면 강가에 가서 민물고기를 잡아 날것을 초고추장 찍어 먹고 쉬는 천렵(川獵)을 자주했다. 지금은 오염된 하천과 기생충 문제로 안 하지만. 어쨌든 부패방지와 억균 작용이 있는 산초(山椒)는 후추와 같이 인류가 오래 전부터 이용한 향신료다. 우리나라는 고추가 들어오기 전(前) 고추 대용으로 산초를 이용했다. 임원경제지에 산초 잎으로 조미료를 만들어 썼고 씨로 기름을 짰다고 나온다. 선조들은 오래전부터 산초를 이용했다. 또한 이 산초의 미성숙(未成熟)한 열매와 잎을 장아찌로 담가 먹으면 손발의 냉증(冷症) 치료에 도움이 된다.

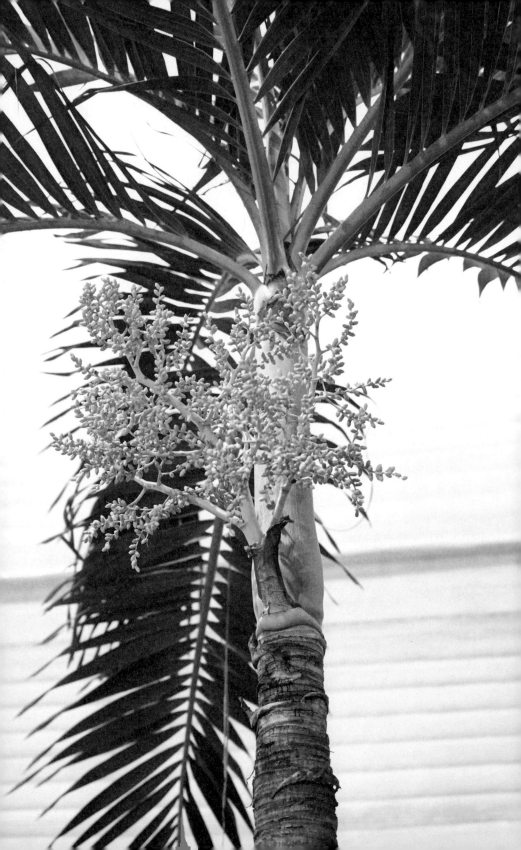

12. 빈랑(檳榔)

양자강 이남지역과 동남아시아 지역에 특이한 풍습이 하나 있다. 빈랑나무의 열매를 잎에 싸서 수시로 씹는 풍습이다. 특히 대만에서는 예전에 빈랑 파는 가게가 한 집 건너만큼 있을 정도로 많이 씹었다. 이 풍습은 오래전부터 내려온 것 같다. 빈랑을 씹으면 입안이 붉다가 점차 치아(齒牙)가 검어진다. 그리고 침을 자주 뱉게 된다. 미관상 좋지 않아 지금은 각 나라에서 금지시키는 경향이 있다. 또한 빈랑에 발암물질이 있다고 강력히 제재하는 추세다. 한의학에서 오래 전부터 사용한 빈랑(檳榔)과 대복피(大腹皮)에 대해 알아보자.

빈랑(檳榔)은 빈랑나무의 열매를 말한다. 동남아시아 여러 나라에서 입에 넣고 씹어서 섭취하는데 중독성이 있어 틈만 나면 씹는다. 빈랑에는 강한 향정신성물질이 함유되어 있어서 WHO가 2004년에 2급 발암물질로 등록하였다. 현재 캐나다를 비롯하여 여러 나라에서는 빈랑 수입이나 유통을 금지시키고 있다. 한국에서는 빈랑이 한약재로 지정되었다고 알려졌으나, 사실 한약재로 지정된 것은 빈랑이 아니라 빈랑의 열매 껍질을 벗긴 씨앗인 빈랑자(檳榔子)와 빈랑의 덜 익은 열매 껍질인 대복피(大腹皮)이다. 빈랑 열매 자체는 유통이 금지되어 있다. 지금 수입 유통되는 한약재는 빈랑자(檳榔子)이다.

야자나무과 '빈랑나무'는 말레이시아 원산으로 높이 25m로 자란다. 깃꼴겹잎은 1~2m 길이이며 밑부분은 잎집으로 되어 줄기를 감싼다. 잎 끝은 톱니 모양으로 갈라지며 작은 잎의 일부분이 밑으로 처진다. 암수한그루로 줄기의 잎자국 고리에 커다란 연녹색 꽃송이가 달리고 구불거리는 가는 꽃가지에 자잘한 황백색 꽃이 촘촘히 모여 핀다. 타원형의 열매는 3cm정도 길이이고 붉은색, 오랜지색, 노란색 등으로 익는다. '난쟁이빈랑나무' 등 여러 품종이 있다.

빈랑나무의 종자(種子)를 '빈랑(檳榔)'이라 한다. 성미(性味)는 고(苦), 신(辛), 온(溫)이고 귀경(歸經)은 대장(大腸), 위경(胃經)이다. 효능(效能)은 구충소적(驅蟲消積), 하기행수(下氣行水), 절학(截瘧)이며 주치증(主治症)은 충적(蟲積), 식체(食滯), 완복창통(脘腹脹痛), 사리후중(瀉痢後重), 각기(脚氣), 수종(水腫), 학질(瘧疾) 등이다.

빈랑의 과피(果皮)를 '대복피(大腹皮)'라 하며 약용한다. 성미(性味)는 신(辛), 미온(微溫)이고 귀경(歸經)은 비(脾), 위(胃), 대장(大腸), 소장경(小腸經)이다. 효능(效能)은 하기관중(下氣寬中), 행수소종(行水消腫)이며 주치증(主治症)은 흉복창민(胸腹脹悶), 수종(水腫), 각기(脚氣), 소변불리(小便不利) 등이다.

빈랑을 영어로 베틀 넛(Betel Nut)이라 한다. 빈랑을 베틀 잎에 싸서 먹

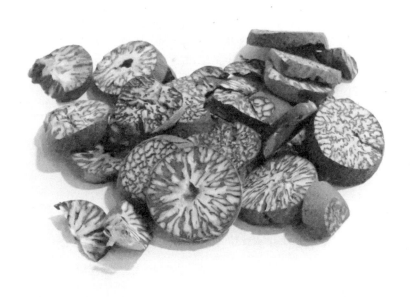

기 때문에 붙여진 이름이다. 잎에 싸 입에 넣고 질겅질겅 씹으면 자극적이면서도 알싸한 맛이 나며, 피로가 풀린다고 한다. 빈랑자를 씹는 사람들은 열매의 색깔 때문에 입안이 벌겋게 되고, 중독성이 있어 계속 씹으면 치아가 검어진다. 백제 장군 흑치상지(黑齒常之)의 영지(領地)는 중국 양자강 이남 광서장자치구 북서쪽이었을 것이라고 필자는 생각한다. 빈랑나무가 자라는 지역이기 때문이다.

한반도에서는 빈랑나무가 자라기 힘들다. 흑치상지 장군이 한반도 출신이라는 기록은 없고 주로 당나라에서 활동한 기록만 있다. 백제도 현 중국 땅에 있었다. 그 지역에 백제인 흑치상지(黑齒常之)장군이 있었다. 우리는 역사를 잘못 배워 고구리(高句麗), 백제(百濟), 신라(新羅), 고리(高麗)의 주 무대가 중국 본토였다는 것을 모르고 사는 슬픈 민족이다. 세종대왕과 신하들이 고구리, 백제 초기 수도가 어디였는지 몰라 답답해하는 내용이 신록에 나온다. 삼국사기에는 고구리, 백제 군대가 100만 명에 이르고 유(幽), 연(燕), 제(齊), 노(魯), 오(吳), 월(越)을 점령하고 다스렸다는 기록이 있다.

고려 말 최영 장군이 왜구를 물리친 지역이 현재 중국 본토의 회수와 양자강 유역이라는 것을 우리 국민은 얼마나 알고 있을까? 조선 이전의 역사는 다 지워지고 가피되어 있다. 한족의 춘추필법에 더해 한반도 위주의 우리나라 영토도 동북공정과 서남공정으로 고구리 뿐만 아니라 한반도에 있던 백제마저 중국 소수민족으로 편입되어 있다.

기가 막히다. 고리(高麗) 말(末)까지 고리(高麗)의 영토 북쪽은 원나라와 접해있고 남쪽은 주원장의 명나라와 접해 있었다. 올바른 역사 공부가 우선되어야 한다. 특히 학계, 언론, 정치인들은 반성해야 한다. 고리

쩍 문화와 영토를 조금이라도 올바로 아는 위정자가 이끌어 가는 나라가 되었으면 한다.

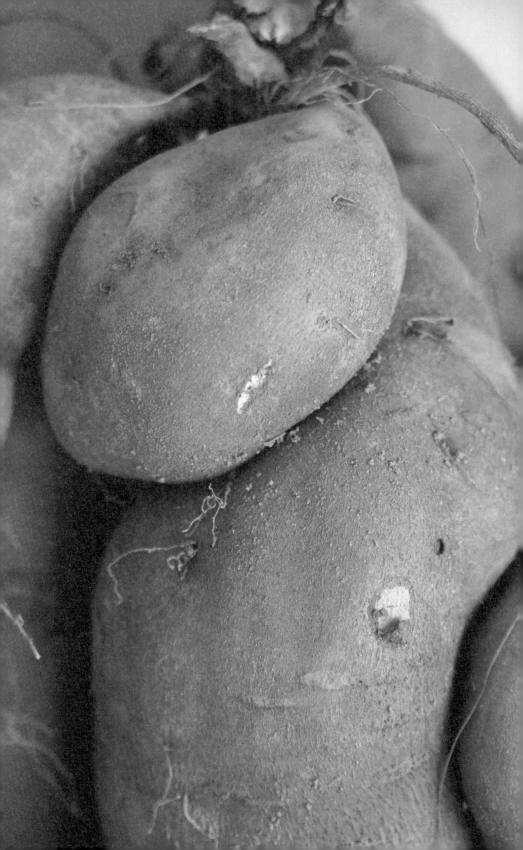

13. 빼떼기죽

작년 5월 말인가 경남 통영시 한산면에서 의료봉사를 할 때다. 80 세쯤 되시는 할머니가 내 앞에 앉았다.

"할머니 지난 달 허리 아프셨죠, 지금은 어떠세요?"

"아파, 근데 폴이 더 아파."

"네에?"

나는 잘 못 알아들었나 싶었다.
옆에 대기하고 앉아 있던 50대 아주머니가 설명해 주었다.

"팔이 아프시다는 거예요."

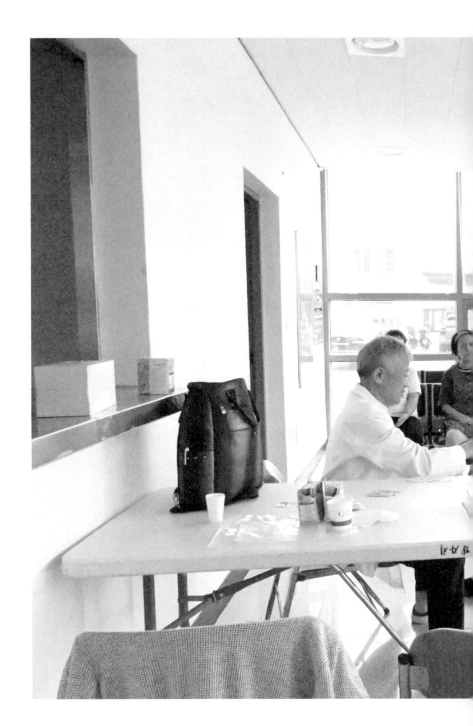

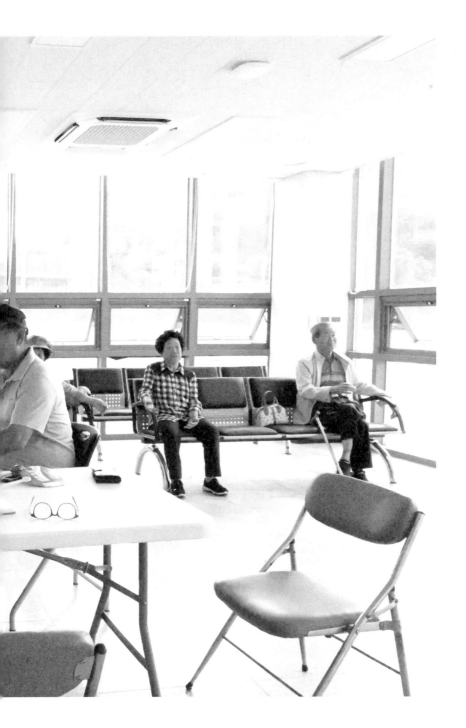

“여기서는 팔을 폴이라 합니다.”

“아, 그렇구나! … 한번 오른쪽 팔을 들어보세요.”

그리고 허리와 팔에 관한 침 치료를 해드렸다.
할머니는 안 가시고 내 주변에 계셨다. 같이 온 동네 할머니들은 다 가
셨다.

“할머니, 제게 할 얘기가 있으세요?”

내가 먼저 물었다.
할머니는 기다렸다는 듯 바로 말씀하셨다.

“선상님, 오늘 저녁에 저희 집에 저녁 드시러 오세요.”

사양하는 나에게 할머니가 다시 말씀하셨다.

“나 혼자 사는데 서울 사는 큰아들이 빼떼기죽 먹고 싶다고
온다고 했는데 회사에 바쁜 일이 생겨 못 오게 됐어.”

할머니는 아들을 위해 빼떼기죽뿐만 아니라 많은 음식을 장만했다. 그
래서 폴이 아팠던 것이다. 서울 사는 아들은 어렸을 때 먹었던 별것 아닌
빼떼기죽이 나이가 들어 먹고 싶었던 모양이다. 진료를 마치고 나는 할
머니 집으로 갔다. 저녁상이 근사하게 차려져 있었다. 상위에는 열기구
이, 방풍나물 버무리, 빼떼기죽, 해삼물회, 전갱이 조림, 호래기 조림, 각
종 무침 등이 올려져 있었다. 다 맛있었다.

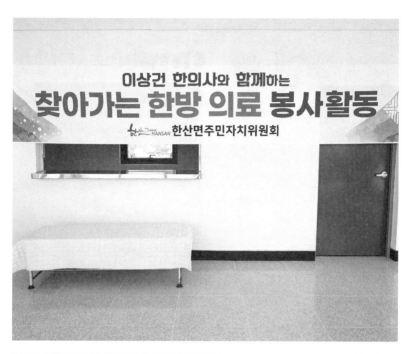

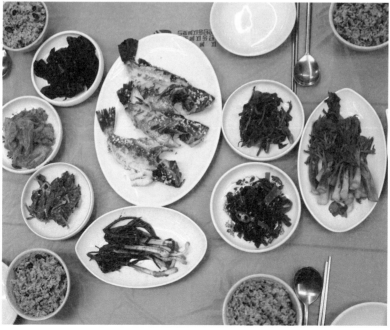

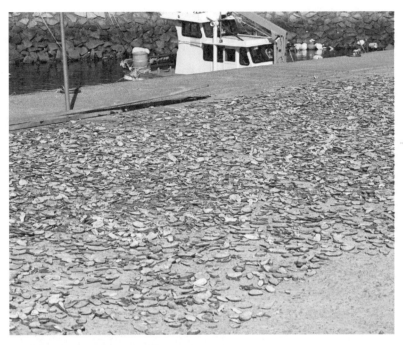

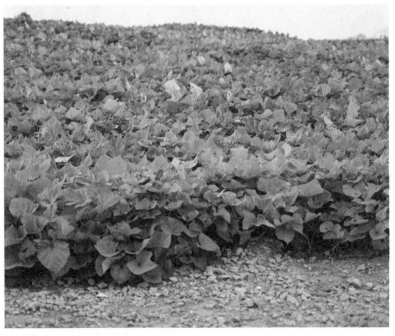

폴?, 빼떼기죽?, 방풍나물 버무리?, 호래기?, 열기? 이 중 방풍나물 빼고는 처음 들어본 말이다. 알아보자.

먼저 폴은 15세기에 팔뚝(肱)을 뜻했다. 신체의 팔뚝뿐만 아니라 '보호(保護)하다', '방어(防禦)하다'라는 의미도 있다. 무엇을 따뜻하게 포용하면 그 매개체는 보호받는 것이다. 두 팔을 벌려 어린이를 안아주면 그 팔은 폴도 되는 것이다. '풀'이 '팔'과 '폴'로 불리다가 폴이 한산도 섬에 남아 이 할머니가 쓰고 있다. 연구해야 한다. 우리의 언어를 연구하는데 경남지방 사투리도 중요하다. 사라지고 있지만.

빼떼기죽은 생고구마를 얇게 썰어 햇볕에 말린 딱딱한 것을 가지고 죽을 쑨 것을 말한다. 고구마를 써는 기계도 있다. 옛날에는 빼떼기죽을 많이 해 먹은 것 같다. 빼떼기의 어원에 대해서는 여러 설이 있다. 필자는 고구마 중 살찐 부분, 전분이 풍부히 많은 부분을 썰어 말린 것이 빼떼기가 아닐까 생각한다. 우리가 보통 살찐 사람의 배를 배때기라 한다. 배때기는 뚱뚱한 것을 의미하는 우리말이다. 띠브 혹은 떼보도 비만(肥滿)을 뜻하고, 배때기에서 빼떼기가 나왔을 것으로 생각되기 때문이다. 빼떼기죽은 맛있었다.

고구마는 일본에서 전래된 것 같다. 일본말로 고구마가 '고귀위마(古貴爲麻)'이기 때문이고 생산지가 유구국(琉球國), 가고시마 살주(薩州), 규슈 비주(肥州), 나가사키 장기(長崎)이기 때문이다. 고구마의 괴근(塊根)을 '번서(蕃薯)'라 하며 식용·약용한다. 다른 이름으로 '산저(山藷)', '번저(番藷)', '주저(朱藷)', '홍산약(紅山藥)', '옥침(玉枕)' 등이다. 성미(性味)는 감(甘), 평(平)이고 귀경은 비(脾), 신경(腎經)이다. 효능(效能)은 보기(補氣), 생진(生津), 관장(寬腸), 통변(通便)이며 주치증(主治症)은 비

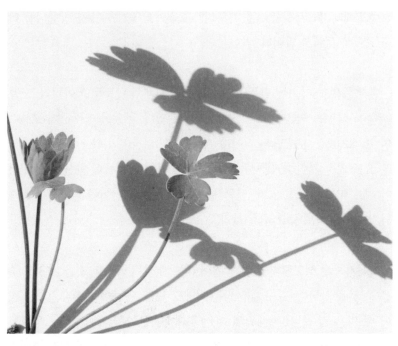

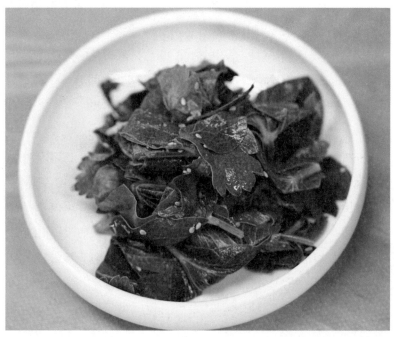

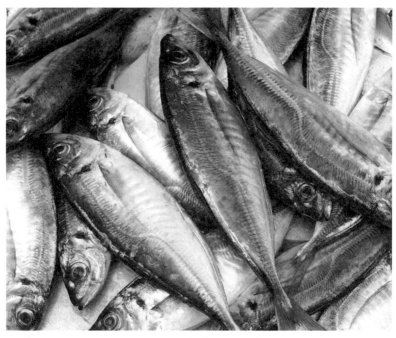

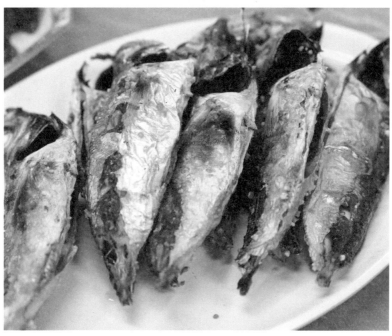

허수종(脾虛水腫), 변설(便泄), 창양종독(瘡瘍腫毒), 대변비결(大便秘結) 등이다.

　서울 사는 큰아들은 어렸을 때 맛있게 먹었던 빼떼기죽이 생각났나 보다. 빼때기죽을 가난한 시절 배고파 밥 대신 먹었지만 상기(上記) 효능처럼 보기(補氣)가 되고 보간(補肝)이 되는 훌륭한 음식이었다.

　방풍나물 버무리는 갯기름나물 잎을 말려 백설기처럼 만든 떡을 말한다. 시중에서는 갯기름나물로 반찬, 떡 등을 만들어 먹는다. 그리고 그것을 방풍나물이라 한다. 분명 틀렸다. 갯기름나물이다. 미나리과 갯기름나물은 남부지방의 바닷가에서 높이 60~100cm로 자라는 다년생초본(多年生草本)이다. 잎은 어긋나고 잎몸이 3장씩 2~3회 갈라지는 겹잎이며 두껍고 분백색이 돌며 털이 없다. 6~8월에 줄기와 가지 끝의 겹우산꽃차례에 자잘한 흰색 꽃이 모여 달린다. 열매는 타원형이며 잔털이 있고 세로로 가는 모가 진다.

　본초학적으로 갯기름나물의 뿌리를 '빈해전호(濱海前胡)'라 하며 약용한다. 성미(性味)는 신(辛), 한(寒)이고 귀경(歸經)은 신경(腎經)이다. 효능(效能)은 청열지해(淸熱止咳), 이뇨해독(利尿解毒)이며 주치증(主治症)은 폐열해수(肺熱咳嗽), 습열림통(濕熱淋痛), 창옹(瘡癰) 등이다. 갯기름나물의 뿌리를 빈해전호, 산방풍, 식방풍(植防風), 목방풍(牧防風) 등으로 불렀다. 그래서 방풍나물이라 부르게 된 것 같다. 방풍은 갯기름나물이 아닌데 말이다. 원방풍은 따로 있다. 방풍(防風)과 동속약초로는 갯방풍, 갯기름나물, 기름나물 등이 있다. 갯기름나물을 TV등 방송매체나 다수가 방풍나물이라고 부르니 앞으로 바뀌지 않을 것 같다.

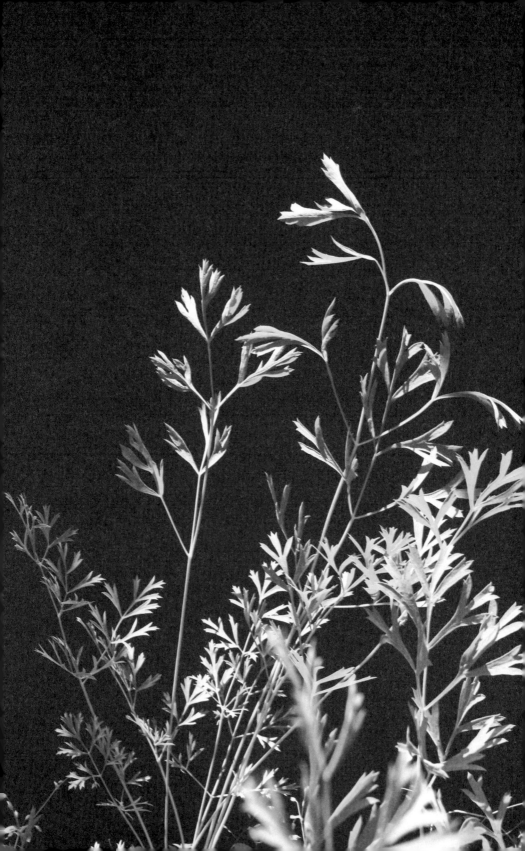

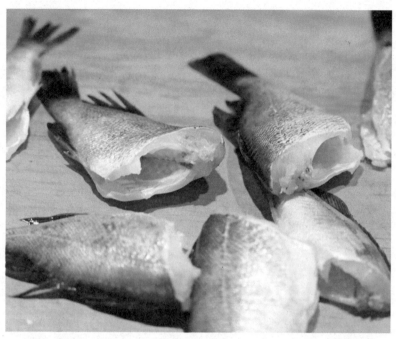

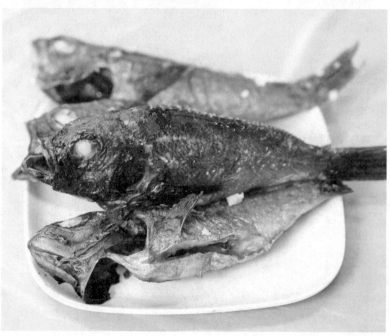

열기는 쏨뱅이목 양볼락과의 바닷물고기인 '볼락', '불볼락', '조피볼락(우럭)', 개볼락(꺽저구) 등의 여러 종(種) 중(中) '불볼락'을 말한다. 볼락은 경남의 도어(道魚)이며 남해안 특산이다. 맛이 뛰어나 매운탕, 회, 구이로 인기가 높다.

호래기는 꼴뚜기보다 조금 큰 '새끼 오징어'를 뜻한다.

전갱이는 농어목 전갱이과 바닷물고기로 남해안에서 많이 잡힌다. 전갱이는 이름이 다양하다. 경상도에서는 '매가리', 완도에서는 '가라지', 제주에서는 '각재기', 전라도에서는 '매생이'등으로 다양하다. 경상도에서는 전갱이로 식혜와 젓갈을 즐겨 담가 먹었다. 전갱이는 같은 농어목에 속하는 고등어와 겉모습이나 식 습성이 비슷하지만, 옆줄 뒷부분에 방패비늘이라고 하는 황색의 특별한 비늘이 있어 고등어와 구별된다. 맛은 고등어에 비해 쫄깃하고 비린내가 덜한 편이다. 일본인들이 횟감이나 구이용으로 즐겨먹는다. 그래서 '맛'을 뜻하는 '아지'라는 이름도 있다.

튀김, 인스턴트식품, 불량식자재로 만든 음식을 야식으로 먹고 있는 요즘 젊은이들이 안타깝다. 40대 이하 젊은 대장암 세계 1위가 우리나라다. 할머니가 차려주신 토속 음식은 건강에 좋은 음식이 대부분이다. 나는 할머니 집에서 나오면서 할머니가 오래오래 사셔서 서울에서 오는 아들네에게 한산도 향토 음식을 많이많이 해주시길 기원했다.

"건강하세요. 할머니!"

"감사합니다."

참고 문헌

1. 강길운 저, 「고대사의 비교언어학적 연구」 [한국문화사] 2011.

2. 강상원 지음, 「朝鮮古語 실담어 註釋辭典」 [조선(朝鮮) 明倫館 學術院 出版部] 2002.

3. 강소신의학원 편, 「중약대사전」 [도서출판 정담] 1998.

4. 강신혜 글과 요리, 「반찬등속」 [청주부엌] 2022.

5. 강판권 지음, 「역사와 문화로 읽는 나무사전」 [(주)글항아리] 2010.

6. 강태화 · 김종현 지음 「딱정벌레 도감」 [보리] 2020.

7. 경북대학교 출판부, 「음식디미방」 2003.

8. 고미숙 저, 「동의보감, 몸과 우주 그리고 삶의 비전을 찾아서」 [북드라망] 2013.

9. 고석산·백선 엮은이, 「순우리말 사전」 [동천사] 2012.

10. 고정옥 저, 신동은 해제 「조선구전문학연구」 [동천사] 2012.

11. 권순직·전영철·박재홍 저, 「물속 생물 도감」 [자연과생태] 2013.

12. 권혁세 지음, 「益生養術大全」 [학술편수관] 2012.

13. 김근종 펴냄, 「식용약용 본초사전」 [법인문화사] 2013.

14. 김세택 저, 「일본으로 건너간 한국말」 [기파랑] 2010.

15. 김영태 저, 「옛마을 세시·절기 풍속」 [한국학술정보] 2009.

16. 김옥임, 남정칠 저, 「식물비교도감」 [(주) 현암사] 2009.

17. 김원학·임경수·손창환 저, 「독을 품은 식물 이야기」 [문학동네] 2014.

18. 김종원 지음, 「한국 식물 생태보감 1」 [자연과생태] 2013.

19. 김종원 지음, 「한국 식물 생태보감 2」 [자연과생태] 2016.

20. 김진석, 김종환, 김중현, 「한국의 들꽃」 [돌베개] 2018.

21. 김진석, 김태영 지음, 「 한국의 나무」 [돌베개] 2011.

22. 김한정 펴냄, 「식물의 이름이 알려주는 것」 [도서출판 다른] 2004.

23. 농촌진흥청 농업과학기술원 농촌자원개발연구소 편집, 「한국의 전통향토음식7 전라남도」 [교문사] 2008.

24. 대니엘 샤모비츠 저, 이지윤 옮김, 「식물은 알고 있다」 [도서출판 다른] 2013.

25. 리우쥔루 지음, 「음식」 [도서출판 대가] 2008.

26. 모리구치 미쓰루 씀, 「사계절 생태 도감」 [(주)사계절출판사] 2008.

27. 박상진 지음, 「우리나무의 세계 1」 [김영사] 2011.

28. 박상진 지음, 『우리 나무 이름 사전』 [(주) 눌와] 2019.

29. 박수현 지음, 『바다생물 이름 풀이사전』 [지성사] 2008.

30. 박수현 지음, 『한국의 외래·귀화 식물』 [(주)대원사] 1996.

31. 박종철 글·사진, 『세계의 약초와 향신료』 [푸른행복] 2020.

32. 박종철 글·사진, 『중국 약용식물과 한약』 [푸른행복] 2014.

33. 백문식 저, 『우리말의 뿌리를 찾아서』 [삼광출판사] 2006.

34. 서유구 저, 정명현, 민철기, 정정기, 전정욱 외 옮기고 쓴 이 『임원경제지』
    [씨앗을 뿌리는 사람들] 2012.

35. 신광철 저, 『K HUMAN 한국인 보고서』 [느티나무가 있는 풍경] 2024.

36. 신길구 저, 『신씨본초학』 [수문사] 1982.

37. 신민교 지음, 『 원색 임상 본초학』 [남산당] 1986.

38. 신민교 편저, 『신증 방약합편』 [영림사] 2002.

39. 스기야마 마사아키 저, 이경덕 옮김. 『유목민의 눈으로 본 세계사』 [시루] 2013.

40. 스티븐 헤로드 뷰너저, 박은정 옮김. 『식물의 잃어버린 언어』 2005.

41. 안덕균 지음, 『원색 한국본초도감』 [(주)교학사] 1998.

42. 양금철, 송민섭, 정홍락 지음, 『한국 식물 명집』 [라이프사이언스] 2004.

43. 와일리 블레빈스 지음, 『수상한 식물들』 [도서출판 다른] 2017.

44. 왕닝·시에똥위엔·리우팡저, 김은희 역 『설문해자와 중국고대문화』 [학고방] 2010.

45. 오쓰카 야스오 지음, 『일본의 동양의학』 [도서출판 소화] 2000.

46. 오주영 글, 『명절 속에 숨은 우리 과학』 [시공주니어] 2009.

47. 유창균 저, 『文字에 숨겨진 民族의 淵源』 [집문당] 1999.

48. 윤주복 사진·글, 『열대나무 쉽게 찾기』 [진선출판사(주)] 2011.

49. 윤주복 지음, 『 APG 풀도감』 [진선출판사(주)] 2016.

50. 이동혁 지음, 『화살표 풀꽃도감』 [자연과생태] 2019.

51. 이상건 저, 『인곡본초 욕봤어』 [느티나무가 있는 풍경] 2024.

52. 이선종 저, 『한국의 속담 대백과』 [아이템북스] 2008.

53. 이영로 저, 『한국식물도감』 [교학사] 2006.

54. 이종남 저, 『우리가 정말 알아야 할 천연염색』 [현암사] 2004.

55. 이창복 지음, 『大韓植物圖鑑』 [향문사] 1979.

56. 인디카도감편찬위원회 지음, 『오늘 무슨 꽃 보러 갈까?』 [신구문화사] 2016.

57. 임종국 저, 『鍼灸治療學』 [集文堂] 1983.

58. 임형탁, 박수영 저, 『쉽게 구할 수 있는 염료 식물』 [주식회사 대원사] 1996.

59. 조영언 저, 『노스트라 어원 여행』 [지식산업사] 1996.

60. 풍석 서유구 저, 『임원경제지 만학지1』 [풍석문화재단] 2023.

61. 피터 톰킨스와 크리스토퍼 버드 저, 황금용 황정민 옮김, 『식물의 정신세계』
    [정신세계사] 2009.

62. 한복려 엮음, 『다시보고 배우는 산가요록』 [궁중음식연구원] 2011.

63. 한철희 펴냄, 『한국의 들꽃』 [돌베개] 2018.

64. 황순종, 나영주 공저, 『우리 고대 역사의 영웅들』 [시민혁명 출판사] 2023.

65. 허현회 지음, 『그들은 어떻게 권력이 되었는가』 [시대의창] 2012.

66. 현진오 저, 『사라져가는 우리꽃』 [자연과생태] 2010.

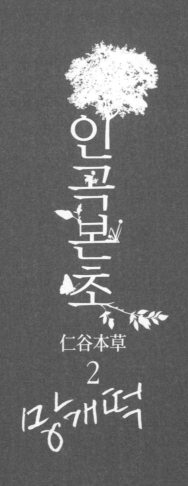

인곡본초

仁谷本草

2

망개떡